咳嗽 的诊断与治疗
Diagnosis and treatment of cough

孙德俊　宋慧芳　◎主编

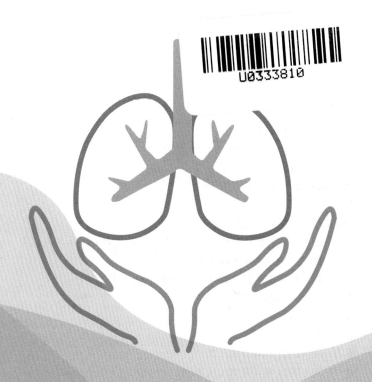

内蒙古人民出版社

图书在版编目（CIP）数据

咳嗽的诊断与治疗 / 孙德俊，宋慧芳主编. -- 呼和浩特：内蒙古人民出版社，2024.4
ISBN 978-7-204-17329-7

Ⅰ. ①咳… Ⅱ. ①孙… ②宋… Ⅲ. ①咳嗽–诊疗
Ⅳ. ①R562.2

中国版本图书馆 CIP 数据核字（2022）第 248634 号

咳嗽的诊断与治疗

作　　者	孙德俊　宋慧芳	
责任编辑	卢　炀　刘　阳	
封面设计	吉　雅	
出版发行	内蒙古人民出版社	
地　　址	呼和浩特市新城区中山东路 8 号波士名人国际 B 座 5 楼	
网　　址	http://www.impph.cn	
印　　刷	内蒙古爱信达教育印务有限责任公司	
开　　本	710mm×1000mm　1/16	
印　　张	14.5	
字　　数	260 千	
版　　次	2024 年 4 月第 1 版	
印　　次	2024 年 4 月第 1 次印刷	
印　　数	1—2500 册	
书　　号	ISBN 978-7-204-17329-7	
定　　价	89.00 元	

如发现印装质量问题，请与我社联系。联系电话：(0471)3946120 3946169

编 委 会

刘亚琼（乌兰察布市中心医院）

孙德俊（内蒙古自治区人民医院）

宋慧芳（内蒙古自治区人民医院）

王庆奎（兴安盟人民医院）

王立红（内蒙古医科大学附属医院）

王芙蓉（内蒙古自治区第四医院）

王晓平（呼伦贝尔市人民医院）

邬　英（巴彦淖尔市医院）

徐毛冶（内蒙古自治区人民医院）

徐　磊（内蒙古医科大学附属医院）

于春明（乌兰察布市中心医院）

杨海升（乌海市人民医院）

杨敬平（内蒙古包钢医院）

张　卿（内蒙古医科大学第一附属医院）

张晓玲（赤峰学院附属医院）

目　录

第一章　咳嗽概论 ……………………………………………… 1

　第一节　咳嗽发生研究历程 ………………………………… 1

　第二节　咳嗽诊断原则及流程 …………………………… 10

　第三节　咳嗽研究现状及发展方向 ……………………… 20

第二章　急性咳嗽 …………………………………………… 30

　第一节　急性上呼吸道感染 ……………………………… 31

　第二节　流行性感冒 ……………………………………… 52

　第三节　急性气管-支气管炎 ……………………………… 62

　第四节　肺炎 ……………………………………………… 76

　第五节　百日咳 …………………………………………… 78

第三章　亚急性咳嗽 ………………………………………… 79

　第一节　感染后咳嗽 ……………………………………… 81

　第二节　咳嗽变异性哮喘 ………………………………… 87

　第三节　嗜酸性粒细胞支气管炎 ………………………… 94

　第四节　上气道咳嗽综合征 ……………………………… 99

　第五节　变应性咳嗽 ……………………………………… 106

第四章　慢性咳嗽 …………………………………………… 109

　第一节　慢性支气管炎 …………………………………… 109

　第二节　支气管扩张 ……………………………………… 112

第三节　气管–支气管结核 …………………………………… 116

第四节　血管紧张素转化酶抑制剂和其他药物诱发的咳嗽…… 124

第五节　肺癌相关性咳嗽 …………………………………… 131

第六节　心理性咳嗽 ………………………………………… 138

第五章　不明原因性咳嗽 …………………………………… 140

第一节　难治性咳嗽 ………………………………………… 140

第二节　不明原因咳嗽 ……………………………………… 148

第三节　罕见慢性咳嗽 ……………………………………… 153

第六章　气道炎症相关检查 ………………………………… 160

第一节　诱导痰细胞学分析 ………………………………… 160

第二节　呼出气一氧化氮 …………………………………… 166

第三节　咳嗽敏感性测定 …………………………………… 172

第四节　肺功能测定 ………………………………………… 174

第七章　咳嗽寻因性检查 …………………………………… 187

第一节　24 小时胃食管 pH 测定 …………………………… 187

第二节　过敏原测定 ………………………………………… 189

第三节　睡眠呼吸监测 ……………………………………… 191

第八章　其他 ………………………………………………… 202

第一节　6 分钟步行试验 …………………………………… 202

第二节　气管镜检查 ………………………………………… 212

第一章　咳嗽概论

第一节　咳嗽发生研究历程

咳嗽是呼吸系统重要的防御反射,具有清除气道分泌物、防止误吸的作用,但如果咳嗽功能受损或敏感性增高就会对人体造成伤害[1]。既往流行病学调查显示,美国急性咳嗽是单症状就医最多的主诉[2],亚太地区"咳嗽"就医也居首位,是呼吸疾病就诊的主要原因[3-4]。英国每天都有咳嗽的人群占人口总数约 10%~15%[5],美国每年花在咳嗽治疗上的费用超过 1 亿美元,2015 年欧洲呼吸病学会(ERS)对 1980 年至 2013 年间 Pubmed 和 Embase 数据库中符合标准的 90 个研究中涉及 576839 名成人慢性咳嗽患者进行统计,结果显示全球慢性咳嗽平均患病率为 9.6%[6],慢性咳嗽是一个全球性问题,影响了普通人群中约 10%的成年人[7]。虽然"咳嗽"是临床最常见的症状之一,但其机制目前还不十分清楚,咳嗽被认为是如哮喘、嗜酸性粒细胞性支气管炎、鼻炎、胃食管反流性等疾病的临床表现,近期的研究则认为慢性咳嗽是一种以神经元超敏为特征的具有独特内在病理生理学改变的临床综合征[8]。

最早对"咳嗽"予以关注的学者是英国伦敦圣巴塞洛缪医院呼吸内科医生 Ronald Christie,1949 年他对 John Guy Widdicombe 说"人们对咳嗽知之甚少",之后 John 于牛津纳菲尔德研究所开始研究肺和气管支气管传入神经的咳嗽和呼吸反射,John 通过机械探测动物和人体气管、喉和中央支气管黏膜,发现吸入颗粒物、酸、刺激物、香烟烟雾、尼古丁、辣椒素、缓激肽、前列腺素、低渗溶液、高渗溶液可以引起咳嗽;支气管痉挛和气道静态压力变化不易引起咳嗽;无论何种程度的刺激,被麻醉的动物咳嗽都是减轻的[9]。研究过程中 John 发现将迷走神经切开或冷却可完全消除咳嗽,1998 年 John Widdicombe 验证了咳嗽反射是通过激活迷走神经传入神经引发的,敏感的物理、化学刺激可以诱发咳嗽反射[10]。Kondo 等研究者还发现其他支配胸壁、膈肌和腹部肌肉的内脏躯体感觉神经在调节咳嗽中起着次要但重要的辅助作用[11-12]。豚鼠实验中显示大量结状神经节,小部分颈神经节和背根神经节向肺部投射了对辣椒素敏感的痛觉感觉神经 C-纤维,结状神经节还向肺部投射大约相同数量的低阈值机械感受器(RAR 和 SAR),在豚鼠喉、气管、肺外支气管投射有触敏咳嗽诱发纤维,该触敏纤维可产生 $3 \sim 5ms^{-1}$ 的动作电位,其速度比 C-纤维快 3 倍至 5 倍,是 RAR 和 SAR 速度的 1/4 至 $1/3^{[13]}$。与体表痛觉纤维传导疼痛不同,肺部 C-纤维激活可引起副交感神经反射性支气管痉挛、黏液分泌、呼吸方式改变、呼吸困难和咳嗽,而且机械刺激可抑制部分 C-纤维活性。

咳嗽感受器存在于咳嗽反射相关的气道传入神经末梢,在咽部、气管隆凸分布最多,敏感性也最高,气道多种炎症、物理改变或化学、物理刺激均可诱发感受器引起咳嗽,基于所感受物理或化学敏感性、起源、有无髓鞘、反应传导速度及与呼吸时相不同等因素,咳嗽感受器被命名为快适应感受器(rapidly adapting receptors, RARs)、慢适应感受器(slowly adapting receptors, SARs)和 C-纤维感受器。RARs 和 SARs 受体位于有髓鞘的 Aδ 纤维末梢,被称为机械感受器,C-纤维为化学感受器,主要位于无髓鞘的迷走神经末梢,少数冲动经脊神经传入。1954 年 Widdicombe 在猫和狗的动物实验中发现当吸气期随着肺膨胀速度和体积增加时肺外 RARs 活性逐渐增加调节咳嗽,当转为呼气相时该活性逐渐下降,其反应明显区别于电生理反应,且因其反应速率(1~2s)明显快于其他受体,被命名为快适应感受器,很多研究证实了 RARs 是引起咳嗽防御反射的相关受体,且通过降低迷走神经温度的研究进一步证实了 RARs 和 SARs 在咳嗽反射中的作用[13]。1982 年 Jonzon 等的研究证明支气管痉挛,组胺、P 物质、缓激肽等导致气道分泌物增多或肺水肿后导致肺膨胀都会激活 RARs 诱发咳嗽发生[14]。RARs 从鼻咽到喉部、气管及支气管均有分布,小支气管分布稀少,呼吸性细支气管及肺泡未见分布,肺外支气管上的 RARs 对气道物理变化十分敏感,是介导咳嗽的主要纤维。然而很多研究发现肺内 RARs 则是典型的多形态感受器,并不介导咳嗽,而是参与吸气反射、黏液分泌、咳嗽、支气管收缩和声门关闭的调节[15-16]。

SARs 对物理刺激的反应也与呼吸时相相关,当吸气达峰值即将转为呼气时该受体被激活[17-18],被认为参与肺牵张反射(Hering-Breuer reflex)防治肺过度扩张。SARs 受体的命名主要是区别于 RARs 受体反应速率,SARs 反应速率慢,而且不同于 RARs 和 C-纤维,SARs 受体主要分布于外周呼吸道即肺内(支气管及肺泡)[19-20]。肺内 SARs 称为Ⅰ型,为高容量阈值型;肺外 SARs 为Ⅱ型,为低容量阈值型,当肺膨胀时激活该受体 SARs,调节肺牵张反射。当吸气达峰值即将转为呼气时该 SARs 受体被激活,对呼吸中枢和气道胆碱能活性产生抑制作用,从而导致神经活动减少,气道平滑肌张力降低[21-22]。既往的研究显示 SARs 几乎参与了呼吸运动整个过程和反射活动,因此几乎可以肯定地说 SARs 也影响咳嗽反射活动。SARs 在咳嗽反射中既具有抑制作用又具有促进作用,2000 年 Sudo 等学者发现环利尿剂可以通过加强 SARs 受体活性来减轻咳嗽,对动物气道加压可以增加 SARs 活性从而加强动物咳嗽强度[23],目前 SARs 在咳嗽和其他防御性反射方面具体调节作用还不十分清楚。

C-纤维反应速率显著区别于 SARs 和 RARs 受体,更重要的是其相关刺激物为化学类刺激[17-24]。C-纤维对各种化学刺激如有害气体、烟雾、辣椒素、二氧化硫、柠檬酸及各类炎症介质可直接将冲动传入中枢外,并可通过轴突反射在呼吸道局部释放神经肽、P 物质和神经激肽 A 等造成支气管痉挛、黏液腺分泌增多、血管扩张、黏膜水肿和炎症反应,后者进一步激活 RARs 机械受体,使咳嗽反射加剧和持续,此外气道炎症反应导致前列腺素(PGs)类炎症介质释放,进一步引起 C-纤维兴奋性增加,机械受体和化学受体的信号增强是咳嗽持续的部分病理生理基础[25]。C-纤维神经元胞体起源于结状神经节和颈神经节,起源于颈神经节的 C-纤维表达 P 物质(substance P,SP)、降钙素原基因相关肽(calcitonin gene related peptide,CGRP)、神经激肽 A(neurokinin A,NKA),在肺内、外气道均有分布,对咳嗽具有促进作用。结状神经节起源的 C-纤维大多分布于肺内,末梢不表达上述物质,对机械刺激诱发的咳嗽具有抑制作用[26]。

1969 年 Hotta 和 Benzer 在突变致盲果蝇视网膜电图实验中发现一种电位通道对强光表现出瞬时性反应,这类通道被命名为瞬时受体电位通道(transient receptor potential,TRP),该通道由 6 个跨膜多肽亚单位组成,目前家族成员有 28 个,主要感受细胞内外如化学、机械刺激、温度和渗透压变化[27-30]。2001 年研究报道在 RARs 和 C-纤维咳嗽感受器上有电压门控通道 TRPV-1 的分布,辣椒素、温度、酸、缓激肽、花生四烯酸和 ATP 均是该通道致敏物。之后陆续有研究报告慢性咳嗽患者呼吸道神经上皮 TRPV-1 表达较正常对照组明显增高,TRPV-1 受体拮抗剂可有效缓解致敏豚鼠的咳嗽,进一步验证了 TRPV1 参与到了咳嗽的反射过程[29-30]。目前研究表明与咳嗽相关的通道有 TRPV1、TRPA1、TRPV4 和 TRPM8[31]。虽然慢性咳嗽患者神经上皮 TRPV1 受体的表达是健康患者的 3 倍[32],但研发的该受体抗体并不能有效缓解慢性咳嗽,甚至对于缓解辣椒素诱发的咳嗽也差强人意[33],这一止咳药物研发结果提示我们咳嗽发生的机制仍有未知领域,有待进一步探索。

钠离子电压门控通道是另一类同样分布于 RARs 和 C-纤维上调控咳嗽发生的重要电压门控通道。在药理研究中河豚毒(tetrodotoxin,TTX)一直被用于钠离子通道亚型分类的研究,分子研究根据钠通道 α 链亚型确定了 9 型钠通道(NaV 1.1-NaV 1.9),2005 年 Catterall 等使用单细胞 RT-PCR 和免疫组化技术对 9 型钠通道分析,具有抗河豚毒(TTX-R)的通道是 NaV1.5、NaV1.8 和 NaV1.9,余通道对河豚毒敏感(TTX-S)。TTX-R 选择性表达于小直径辣椒素敏感的痛觉神经,TTX-S 表达于背根神经节发出的大直径辣椒素不敏感的机械感觉神经纤维。近期的研究结果显示 Nav1.7、1.8、1.9 三个电压门控钠离子通道亚型选择性分布于呼吸道,其中 Nav1.7 在酸刺激引起咳嗽的反射中扮演了重要的角色。Runx1 基因是编码痛觉神经末梢多个离子通道和受体的转录因子,豚鼠实验提示敲除 Runx1 基因后 TRPV1 和 Nav1.9 表达沉默,1996 年 Gold 等发现增加痛觉敏感炎症介质 TTX-R,相关钠通道电流会增加,TTX-R Na 通道缺失可以减轻痛觉感受,基于以上研究,目前关于钠离子通道阻滞剂用于抑制迷走神经产生咳嗽的相关止咳药物正在研发中。

在 C-纤维末端还分布有 ATP 敏感性受体 P2X3,这条咳嗽通路的发现很偶然,是在痛觉研究的一个短期随机对照研究中,"咳嗽"是其中一项观察指标,在这项研究中发现客观咳嗽计数显著降低从而引起了关注[34]。ATP 作为高能化合物,是每个细胞最直接的能量来源,参与细胞新陈代谢,而且作为触发器和自分泌信号参与体内很多重要生理病理反应。2008 年豚鼠试验中,学者发现 P2X3 位于呼吸道 C-纤维末端,可以被释放到气道中的 ATP 激活产生咳嗽[35]。P2X3 受体阻滞剂也是目前针对外周咳嗽高敏综合征反应机制很有希望的镇咳药,已进行到临床 3 期试验。

咳嗽调控中枢目前尚未精准定位,一般认为位于延髓孤束核(nucleus tractus solitarius,NTS),且受大脑皮层调节。疑核是支配上、下气道肌肉的神经元位点,疑核运动神经元发出特殊内脏运动纤维,通过膈神经和其他脊髓运动神经将神经冲动传达至呼吸肌群(膈肌、肋间肌、腹肌等),同时通过迷走神经分支喉返神经将神经冲动送达喉部、支气管树及其支配的咽、喉部骨骼肌,最终完成咳嗽反射。

关于"咳嗽"的研究虽然取得很多成果,但人们对咳嗽的认识一直处于一种混乱状态,直到"咳嗽高敏感综合征(cough hypersensitivity syndrome, CHS)"概念的提出,它被 2014 年第八届伦敦国际咳嗽会议认为是具有里程碑意义的事件。目前咳嗽高敏感综合征机制被认为主要是感觉神经通路和咳嗽反射中枢调控机制失常,由于肺部神经组织不易获得导致这一理论缺乏神经系统功能障碍直接证据,但越来越多的研究支持了这一观念,即神经病理学是该综合征的关键病理生理基础。"咳嗽"作为典型的反射运动在发生上就与痛觉、感觉反射相似,最初"咳嗽"的研究就是从感觉神经系统研究方式开始的,基于咳嗽高敏感综合征这一理论进行咳嗽发生、治疗的研究近年也取得了很大进展。

参考文献

[1] Liu YN. Chronic cough:An emerging challenge for respiratory physicians[J]. Med J Chin PLA, 2014, 39(5):342.

[2] Schappert SM. National Ambulatory Medical Care Survey:1991 summary[J]. Vital Health Stat,1994:1-110.

[3] Sang-Heon Cho, Horng-Chyuan Lin, et al. Allergy and asthma proceedings[J]. 2016 Mar-Apr,37(2):131-140.

[4] Yoo KH, Ahn HR, Park JK, Kim JW, Nam GH, Hong SK, et al. Bur-den of respiratory disease in Korea:an observational study on allergic rhinitis, asthma, COPD, and rhinosi-nusitis[J]. Allergy Asthma Immunol Res,2016,8:527-534.

[5] Chamberlain SA, Garrod R,Douiri A, Masefield S, Powell P, Bücher C, et al. The im-pact of chronic cough: a cross - sectional European survey [J]. Lung. 2015, 193: 401-408.

[6] Woo-Jung Song, Yoon-Seok Chang, Shoaib Faruqi,JuYoung Kim, MinGyu Kang, Su-jeong Kim, Eun Jung Jo, Min Hye Kim, Jana Plevkova, Heung Woo Park, Sang-Heon Cho, Alyn H Morice. The global epidemiology of chronic cough in adults:a systematic re-view and meta-analysis[J]. Eur Respir J,2015,45(5):1479-1481.

[7] Cho SH, Lin HC, Ghoshal AG, Bin AbdulMuttalif AR, Thanaviratananich S, Bagga S, et al. Respiratory disease in the Asia Pacific region:cough as a key symptom[J]. Allergy Asthma Proc,2016,37:131-140.

[8] Chung KF, McGarvey L, Mazzone SB. Chronic cough as a neuropathic disorder[J]. Lan-cet Respir Med,2013,1:414-422.

[9] Chung KF, Prof. John Guy Widdicombe, 1925-2011:an appreciation of an eminent respiratory physiologist[J]. European Respiratory Journal, 38, 1243-1244.

[10] J G Widdicombe. Afferent receptors in the airways and cough[J]. Respiration physiolo-gy, 1998 Oct,114(1):5-15.

[11] T Kondo, I Kobayashi, N Hayama, Y Ohta. An increase in the threshold of citric acid-

induced cough during chest wall vibration in healthy humans[J]. The Japanese journal of physiology,1998 Oct,48(5):341-345.

[12] Morice AH, Fontana GA,Sovijarvi AR, Pistolesi M, Chung KF, et al. The diagnosis and management of chronic cough[J]. Eur Resp J, 2004,24(3):481-492.

[13] J G WIDDICOMBE. Receptors in the trachea and bronchi of the cat[J]. The Journal of physiology,1954 Jan,123(1):71-104.

[14] A Jonzon, T E Pisarri, J C Coleridge, H M Coleridge. Rapidly adapting receptor activity in dogs is inversely related to lung compliance[J]. Journal of applied physiology,1986 Nov,61(5):1980-1987.

[15] A M Chausow, A S Banner. Comparison of the tussive effects of histamine and methacholine in humans[J]. Journal of applied physiology:respiratory, environmental and exercise physiology,1983 Aug,55(2):541-546.

[16] Ahmed Z El-Hashim, Sanaa A Amine. The role of substance P and bradykinin in the cough reflex and bronchoconstriction in guinea-pigs[J]. European journal of pharmacology,2005 Apr 18,513(1-2):125-133.

[17] C Y Ho, Q Gu, Y S Lin, L Y Lee. Sensitivity of vagal afferent endings to chemical irritants in the rat lung[J]. Respiration physiology,2001 Sep,127(2-3):113-124.

[18] E S Schelegle, J F Green. An overview of the anatomy and physiology of slowly adapting pulmonary stretch receptors[J]. Respiration physiology,2001 Mar,125(1-2):17-31.

[19] J Yu, Y F Wang, J W Zhang. Structure of slowly adapting pulmonary stretch receptors in the lung periphery[J]. Journal of applied physiology,2003 Jul,95(1):385-393.

[20] J Yu, J Zhang, Y Wang, F Fan, A Yu. Neuroepithelial bodies not connected to pulmonary slowly adapting stretch receptors[J]. Respiratory physiology & neurobiology,2004 Nov 30,144(1):1-14.

[21] C A Richardson, D A Herbert, R A Mitchell. Modulation of pulmonary stretch receptors and airway resistance by parasympatheticefferents[J]. Journal of applied physiology:respiratory, environmental and exercise physiology,1984 Dec,57(6):1842-1849.

[22] E S Schelegle, J F Green. An overview of the anatomy and physiology of slowly adapting pulmonary stretch receptors[J]. Respiration physiology,2001 Mar,125(1-2):17-31.

[23] T Sudo, F Hayashi, T Nishino. Responses of tracheobronchial receptors to inhaled furo-

semide in anesthetized rats[J]. American journal of respiratory and critical care medicine,2000 Sep,162(3 Pt 1):971-975.

[24] B J Undem, B Chuaychoo, M-G Lee, D Weinreich, A C Myers, M Kollarik. Subtypes of vagal afferent C-fibres in guinea-pig lungs[J]. The Journal of physiology,2004 May 01,556(Pt 3):905-917.

[25] K Ezure, I Tanaka. Lung inflation inhibits rapidly adapting receptor relay neurons in the rat[J]. Neuroreport,2000 Jun 05,11(8):1709-1712.

[26] Canning BJ,Chou YL. Cough sensors. I. Physiological and pharmacological properties of the afferent nerves regulating cough[J]. Handb Exp Pharmacol,2009,187(1):23-47.

[27] M J Caterina, D Julius. The vanilloid receptor:a molecular gateway to the pain pathway [J]. Annual review of neuroscience,2001,24:487-517.

[28] Robbie L McLeod, Xiomara Fernandez, Craig C Correll, Tara P Phelps, Yanlin Jia, Xin Wang, John A Hey. TRPV1 antagonists attenuate antigen-provoked cough in ovalbumin sensitized guinea pigs[J]. Cough (London, England),2006 Dec 15,2:10.

[29] Y Hotta, S Benzer. Abnormal electroretinograms in visual mutants of Drosophila[J]. Nature,1969 Apr 26,222(5191):354-356.

[30] C Montell, G M Rubin. Molecular characterization of the Drosophilatrp locus:a putative integral membrane protein required for phototransduction[J]. Neuron,1989 Apr,2(4): 1313-1323.

[31] Gene T Yocum,Jun Chen, Christine H Choi, Elizabeth A. Townsend, Yi Zhang, Dingbang Xu, Xiao W Fu, Michael J Sanderson and Charles W Emala. Role of transient receptor potential vanilloid 1 in the modulation of airway smooth muscle tone and calcium handling[J]. Am J Physiol Lung Cell Mol Physiol, 2017,312:812-821.

[32] Groneberg. Increased expression of transient receptor potential vanilloid-1 in airway nerves of chronic cough[J]. Am. J Respir Crit Care Med, 2004,170(12):1276-1280.

[33] Khalid. Transient receptor potential vanilloid 1 (TRPV1) antagonism in patients with refractory chronic cough:a double-blind randomized controlled trial[J]. J Allergy Clin Immunol,2014,134(1):56-62.

[34] AH Morice, M Kitt, A Ford, K Brindle, R Thompson, S Thackray-Nocera, C Wright, The effect of MK-7264, a P2X3 antagonist, on cough reflex sensitivity in a randomized

crossover trial of healthy and chronic cough subjects[J]. Eur. Respir,2017,50（suppl 61）.

[35] Ford, A. P. and B. J. Undem, The therapeutic promise of ATP antagonism at P2X3 receptors in respiratory and urological disorders[J]. Front CellNeurosci, 2013:267.

第二节　咳嗽诊断原则及流程

咳嗽是目前全球范围最常见的就医症状之一,往往是许多慢性呼吸疾病的主要症状,或肺外疾病(尤其是上呼吸道和胃肠道疾病)的唯一表现[1]。咳嗽即使诊断明确,往往也很难有效治疗,尤其是慢性咳嗽严重影响患者生活质量。在近年全球范围内呼吸相关会议中,"咳嗽"已受到越来越高的重视,北美、欧洲、南美及亚洲地区陆续推出"咳嗽"相关临床指南,用于统一指导、提高咳嗽有效诊治率[2-6],各大洲指南的推出也反映了咳嗽在全球范围内对健康的影响。各国咳嗽指南也强调了对咳嗽的诊治需要达成全球共识,这样才能更好地指导各级临床医生进行临床诊治。

一、咳嗽分类

"咳嗽"无效分类本身会对患者产生负面影响,加剧患者无助感,降低患者生活质量。从各国指南可以看出根据持续时间对"咳嗽"进行分类是实现有效评估和诊治"咳嗽"的第一步,有助于缩小诊断范围,也是目前临床实践中最有效、全球范围认可的分类方法[7-13],我国2005年首版咳嗽指南和2009年更新指南也是根据咳嗽持续时间进行分类[14-15]。根据咳嗽持续时间分为急性(<3周),亚急性(3~8周)和慢性(>8周)[7,9]。急性咳嗽通常是由普通感冒引起,短暂且无严重后果,但偶尔也会是肺栓塞、充血性心力衰竭、肺炎等有生命危险相关疾病的临床表现,需要予以重视。亚急性咳嗽最常见于呼吸道感染,这种感染比普通感冒严重,往往在8周内症状会缓解。当咳嗽超过3周且没有明显呼吸道感染时,指南建议即使咳嗽时间小于8周也以慢性咳嗽开始诊治,因为这种情况往往不会自行缓解[2]。

1. 急性咳嗽

急性咳嗽首先需要判断是否危及生命[16]。上呼吸道感染,特别是普通感冒是急性咳嗽最常见的病因,患普通感冒未予治疗人群中 48 小时内有 83%伴随咳嗽症状,到 14 天内仍有 26%咳嗽[17],在 14 天内咳嗽症状会逐渐减轻,其他伴随症状有鼻部卡他、鼻后滴流、清咽、鼻塞、鼻音,有或没有发热、流泪、嗓子发炎,胸部查体无异常,诊断主要依靠临床症状,实验室检查包括胸片在内超过 97%的患者无明显异常[18]。在免疫抑制,患艾滋病或艾滋病高危人群如出现急性咳嗽,即使胸片和胸部查体正常也需要警惕肺孢子虫及结核分枝杆菌感染[19]。过敏性鼻炎、急性细菌性鼻窦炎、哮喘或慢阻肺急性加重、百日咳初期均是急性咳嗽常见病因。其他病因有肺炎、充血性心力衰竭、肺栓塞或误吸,其中研究报道肺栓塞患者约 50%有咳嗽症状[20]。

2. 亚急性咳嗽

亚急性咳嗽诊治的第一步是先确定咳嗽症状是否出现在感染后,此类咳嗽常继发于急性呼吸道感染无肺炎的情况,可自愈[21-22]。病毒感染最为常见,其次是百日咳杆菌感染、细菌性鼻窦炎和哮喘、慢性支气管炎、支气管扩张急性发作。如果咳嗽持续了 3~8 周且无明显上呼吸道感染,那大部分情况其病因与慢性咳嗽病因相同[16]。

百日咳杆菌感染首先是社区获得,往往有明确已感染患者接触史,病程呈双相(初始缓解后再次加重),或有典型高亢咳嗽、咳嗽呕吐表现。咳嗽双相症状往往被认为是哮喘、慢性支气管炎、支气管扩张的急性发作,但此时特别需要结合病史考虑是否存在百日咳杆菌感染[22]。1~3 周潜伏期为卡他症状期,表现为结膜炎、流涕、发热、烦躁和咳嗽,之后发作期表现为咳嗽加重,咳嗽会持续 4~6 周,甚至持续几个月[16]。临床症状滞后,血清学确诊需要急性期和恢复期样本,感染 2 周后鼻咽部分泌物培养阴性,聚合酶链反应监测目前还没有诊断标准,因此百日咳诊断确诊存在很大困难。美国免疫实施顾问(ACIP)建议 65 岁以上成人接种疫苗,可以看出这种高传染疾病发病率和严重性[21]。急性支气管炎也是亚急性咳嗽的一个常见病因,但临床医师只要排除肺炎、普通感冒、哮喘急性发作、慢性支气管炎急性发作、吸烟就可以确诊。病毒培养、血清学检查和痰液分析并不作为急性支气管炎确诊的常规检查手段[23]。

3. 慢性咳嗽

胸部影像学是慢性咳嗽诊断第一要素。影像学检查是筛查咳嗽潜在病因的重要方法,如支气管肺癌、肺间质病和支气管扩张,当影像学异常时不需要再考虑其他原因,除非针对性治疗无效。引起慢性咳嗽的病因往往同时合并多个,亚洲、北美、南美和欧洲对慢性咳嗽病因流调显示上气道咳嗽综合征(upper airway cough syndrome,UACS)、胃食管反流病(gastroesophageal reflux disease,GERD)、咳嗽变异性哮喘、嗜酸性粒细胞性支气管炎是常见病因,之间存在细微差异,研究显示这几种疾病占慢性咳嗽病因 94%以上[8,24]。

早期前瞻性研究提示在胸部影像学正常或接近正常的患者中,慢性支气管炎是引起慢性咳嗽最常见的病因[8,25]。在全球"烟民"众多的大环境下,慢性支气管炎成为最常见的慢性咳嗽病因[26],研究显示有 94%患者戒烟或脱离二手烟环境 4 周以上咳嗽症状会有改善,如果脱离烟草环境后患者咳嗽、咳痰症状没有改善,需要考虑上气道咳嗽综合征、胃食管反流病、支气管扩张、哮喘等疾病[27]。血管紧张素转换酶抑制剂(angiotensin converting enzyme inhibitor,ACEI)是引起慢性咳嗽的另一个常见病因[28-29],很多患者在第一次服用胃食管反流病药物数小时内会出现咳嗽,但在之后数周、数月甚至更长时间咳嗽会变得更加严重,血管紧张素转换酶抑制剂引起的慢性咳嗽占慢性咳嗽病因的 2%[8]。停药后咳嗽消失是血管紧张素转换酶抑制剂药物诱发咳嗽的诊断标准,症状缓解中位时间 26 天。血管紧张素转换酶抑制剂引起咳嗽是一种类效应,与药物剂量无关,因此改服另一种血管紧张素转换酶抑制剂药物并不能有效改善咳嗽,临床可以用血管紧张素 II 受体拮抗剂替代治疗[30]。在慢性咳嗽人群中有一部分患者经常清喉,需要警惕上气道咳嗽综合征(upper airway cough syndrome,UACS),部分上气道咳嗽综合征患者会有鼻后滴流、流涕、喉部异物感和清喉动作,对鼻咽、口咽检查有可见黏液、黏液脓性分泌物或鹅卵石样改变,但这些并不具有敏感和特异的诊断价值,部分病人仅表现为咳嗽,被称为静默上气道咳嗽综合征,因此经验性治疗是上气道咳嗽综合征诊断标准。一项前瞻性研究显示哮喘患者中有

20%以咳嗽为唯一症状[8],这类哮喘目前被称为咳嗽变异性哮喘(cough variant asthma,CVA),咳嗽变异性哮喘早期诊断和有效治疗对减少气道重塑有很重要的意义[31]。支气管激发试验诊断哮喘阳性预测率为60%~80%,但阴性预测率接近100%,因此支气管激发试验阴性时基本可以排除哮喘,但职业性哮喘除外。同时也需警惕假阳性结果,研究显示乙酰胆碱支气管激发试验中有22%假阳性率,对于咳嗽变异性哮喘的确诊需要支气管激发试验结合后续哮喘治疗效果共同判定。非哮喘性嗜酸性粒细胞性支气管炎(nonasthmatic eosinophilic bronchitis,NAEB)也是慢性咳嗽重要病因,约占美国慢性咳嗽病因的10%~30%,非哮喘性嗜酸性粒细胞性支气管炎嗜酸性粒细胞增高但不伴有气道高反应及可逆性气流受限[32-35],病理学方面非哮喘性嗜酸性粒细胞性支气管炎也有肥大细胞过度表达,但仅局限于黏膜层,不涉及平滑肌肌层。其发病与职业暴露和吸入过敏原有关,也可散发[36],但其发病机制和自然病程目前还不清楚,研究显示未予治疗的非哮喘性嗜酸性粒细胞性支气管炎其咳嗽症状可持续1年甚至更长[37]。越来越多的证据表明酸反流和非酸反流都会引起慢性咳嗽,当慢性咳嗽患者自述存在反酸、胃灼热时需考虑胃食管反流病(gastroesophageal reflux disease,GERD),胃食管反流病可以通过刺激上呼吸道、吸入性刺激下呼吸道或通过激发食管远端食管-支气管反射诱发咳嗽,胃食管反流病咳嗽往往发生在清醒、直立位,夜间咳嗽可除外,43%~75%胃食管反流病患者以咳嗽为唯一表现[8,38]。除了胃肠道症状外,部分患者有以下临床表现:非吸烟、无血管紧张素转化酶抑制剂服用史,胸部影像学正常或接近正常,哮喘、上气道咳嗽综合征和非哮喘性嗜酸性粒细胞性支气管炎已被除外。24小时胃食道pH监测和症状记录有助于胃食管反流病诊断,患者使用抗酸治疗后咳嗽症状消失是胃食管反流病确诊指标,美国胸科医师学会咳嗽指南针对胃食管反流病的诊治也是首推经验治疗。心因性咳嗽并不常见,临床表现为犬吠样咳嗽,夜间无咳嗽,是一种排他性诊断,需排除常见及罕见咳嗽病因[39]。

对全球范围内的内科、呼吸科、变态反应科和耳鼻喉科医生来说咳嗽的诊断极具挑战性,但亚洲、北美、南美、欧洲临床实践证明:根据咳嗽持续时间分组是有效诊治的关键步骤。

二、咳嗽诊治

咳嗽的诊治目前在我国、日本、韩国、美国、德国等国家均推荐以病因诊断为主导思路[2-6]。

1. 重视病史和查体

包括耳鼻喉、消化系统病史、职业接触史及用药史的询问。详细的病史询问有助于缩小诊断范围,根据病史提供的线索选择有关的检查,对病因诊断具有重要的作用[40]。

2. 辅助检查原则

根据病史选择有关检查,检查由简单到复杂,先常见病后少见病。对慢性咳嗽患者进行大包围式筛查必然会导致患者依从性下降,不符合国内经济状况。我们将肺通气功能+支气管激发试验和诱导痰细胞学检查列为慢性咳嗽的一线检查。诱导痰细胞学检查在慢性咳嗽病因指示及慢性气道炎症性疾病的诊治中起着不可低估的作用,建议有条件的单位开展此项检测。病史中有鼻后滴流或频繁清喉时,可先按上气道咳嗽综合征(upper airway cough syndrome,UACS)治疗,联合使用第一代 H_1 受体阻断剂和鼻减充剂。鼻腔吸入糖皮质激素为变应性鼻炎的一线治疗,治疗 1~2 周症状无改善者,可摄鼻窦 CT 或鼻镜[41-43]。如上述检查无异常,或患者伴有反流相关症状,可考虑进行 24h 食管 pH 监测。无条件进行 pH 监测时,高度怀疑者可进行经验性治疗。怀疑变应性咳嗽者,可行变应原皮试、血清 IgE 和咳嗽敏感性检测。怀疑支原体、百日咳感染时,可进行相关血清抗体或抗原聚合酶链反应检查等。通过上述检查仍不能确诊,或试验治疗仍继续咳嗽者,根据病史应考虑做高分辨 CT、纤维支气管镜和心脏检查,以排除外支气管扩张、支气管结核及充血性心功能不全等疾病[44]。

3. 治疗原则

作为发展中国家,很多基层医院设备和技术条件不足,受经济条件影响,大部分患者享受的医疗资源有限,且咳嗽病因又涉及多系统、病因复杂,因此经验性治疗在咳嗽诊治中尤为重要。为了提高经验治疗的成功率,指南提出了经验治疗的 6 条原则:(1)首先针对慢性咳嗽的常见病因进行治疗。国内外研究显示慢性咳嗽的常见病因为咳嗽变异性哮喘(cough variant asthma,CVA)、上气道咳嗽综合征、嗜酸性粒细胞性支气管炎和食管反流性咳嗽等。儿童则要根据年龄和临床特点进行选择。(2)根据病史推测可能的慢性咳嗽病因。如患者主要表现为夜间刺激性咳嗽,则可先按咳嗽变异性哮喘进行治疗;咳嗽伴有明显反酸、嗳气、胃灼热者则考虑食管反流性咳嗽的治疗;如感冒后继发咳嗽迁延不愈,则可按感染后咳嗽进行处理;有鼻咽部疾病史者,咳嗽伴流涕、鼻塞、鼻痒、频繁清喉、鼻后滴流感者,可先按上气道咳嗽综合征进行治疗。(3)推荐使用覆盖范围较广、价格适中的复方剂进行经验治疗,这些制剂对上气道咳嗽综合征、变应性咳嗽、感染后咳嗽等均有一定的治疗作用。疑似咳嗽变异性哮喘及嗜酸性粒细胞性支气管炎患者,可先口服 3~5d 激素治疗,症状缓解后改用吸入糖皮质激素或联合 β_2 受体激动剂治疗。(4)咳嗽、咳脓痰或流脓鼻涕者可用抗生素治疗。多数慢性咳嗽病因与感染无关,经验治疗时应避免滥用抗生素。(5)上气道咳嗽综合征、咳嗽变异性哮喘、嗜酸性粒细胞性支气管炎的经验性治疗常为 1~2 周,食管反流性咳嗽至少 2~4 周。口服糖皮质激素一般不超过 1 周。经验治疗有效者,继续按相应咳嗽病因的标准化治疗方案进行治疗。(6)最后值得注意的是,经验治疗一定要以病因诊断为导向,了解当地的慢性咳嗽病因分布,防止走到"慢性咳嗽、慢性支气管炎或慢性咽喉炎,抗生素加止咳药"的老路上去[45]。经验性治疗无效者,应及时到有条件的医院进行相关检查明确病因,以免造成一些重要疾病的延误。治疗无效时再选择有关检查,经相应治疗后咳嗽缓解,病因诊断方能确立。另外部分患者可同时存在多种病因,如果患者治疗后,咳嗽症状部分缓解,应考虑是否合并其他病因。经济状况不佳或检查条件不具备,必要时可根据临床特征进行诊断性治疗,但治疗无效时应及时到有条件的医院进行检查诊断,以免延误病情。

参考文献

[1] French C, Irwin RS, Curley FJ, et al. Impact of chronic cough on quality of life[J]. Arch Intern Med,1998,158:1657-1661.

[2] Irwin RS, Baumann MH, Bolser DC, et al. Diagnosis and management of cough executive summary:ACCP evidence-based clinical practice guidelines[J]. Chest,2006,129:1-23.

[3] Morice AH, McGarvey L,Pavord I. Recommendations for the management of cough in adults[J]. Thorax,2006,61:1-24.

[4] Morice. AH and committee members. The diagnosis and management of chronic cough [M]. Eur Respir J,2004,24:481-492.

[5] Kohno S, Ishida T, Uchida Y, et al. The Japanese respiratory society guidelines for the management of cough[J]. Respirology,2006,11:135-186.

[6] II Brazilian guidelines for the management of chronic cough[M]. J BrasPneumol,2006, 32:403-446.

[7] Irwin RS, Baumann MH, Bolser DC, et al. Diagnosis and management of cough executive summary:ACCP evidence-based clinical practice guidelines[J]. Chest,2006,129:1-23.

[8] Irwin RS, Curley FJ, French CL. Chronic cough:the spectrum and frequency of causes, key components of the diagnostic evaluation, and outcome of specific therapy[J]. Am Rev Respir Dis,1990,141:640-647.

[9] Irwin RS, Madison JM. The diagnosis and treatment of cough[J]. N Engl J Med,2000, 343:1715-1721.

[10] Irwin RS, Madison JM. The persistently troublesome cough[J]. Am J Respir Crit Care Med,2002,165:1469-1474.

[11] Irwin RS, Madison JM. The diagnosis and treatment of cough[J]. The New England journal of medicine,2000 Dec 07,343(23):1715-1721.

[12] Madison JM, Irwin RS. Chronic cough with a normal CXR. In:Brown K, Lee-Chiong T, editors. Oxford American handbook of pulmonary medicine[J]. New York:Oxford University Press, Inc,2009.

[13] Madison JM, Irwin RS. Diagnosis and treatment of acute,subacute and chronic cough in adults[J]. Accessed November 16, 2009.

[14] 中华医学会呼吸病学分会哮喘学组.咳嗽的诊断与治疗指南(草案)[J].中华结核

和呼吸杂志,2005,28(11):738-744.

[15] 中华医学会呼吸病学分会哮喘学组.咳嗽的诊断与治疗指南(2009版)[J].中华结核和呼吸杂志,2009,32(6):407-413.

[16] J Mark Madison, Richard S Irwin. Cough:a worldwide problem[J]. Otolaryngologic clinics of North America,2010 Feb,43(1):1-13.

[17] Curley FJ, Irwin RS,Pratter MR, et al. Cough and the common cold[J]. Am Rev Respir Dis,1988,138:305-311.

[18] Diehr P, Wood RW, Bushyhead JB, et al. Prediction of pneumonia in outpatients with acute cough[J]. J Chronic Dis,1984,37:215-225.

[19] Rosen MJ. Cough in the immunocompromised host:ACCP evidence-based clinical practice guidelines[J]. Chest,2006,129(Suppl 1):204-205.

[20] Moser KM. Pulmonary embolism[M]. Am Rev Respir Dis,1977,115:829-852.

[21] Braman SS. Postinfectious cough:ACCP evidence-based clinical practice guidelines[J]. Chest,2006,129(Suppl 1):138-146.

[22] Kwon NH, Oh MJ, Min TH, et al. Causes and clinical features of subacute cough[J]. Chest,2006,129:1142-1147.

[23] Braman SS. Chronic cough due to acute bronchitis:ACCP evidence-based clinical practice guidelines[J]. Chest,2006,129(Suppl 1):95-103.

[24] Prakash UB. Uncommon causes of cough[J]. Chest,2006,129(Suppl 1):206-219.

[25] Irwin RS, Corrao WM,Pratter MR. Chronic persistent cough in the adult:the spectrum and frequency of causes and successful outcome of specific therapy[J]. Am Rev Respir Dis,1981,123:413-417.

[26] Pavord ID, Chung KF. Chronic cough 2, Management of chronic cough[J]. Lancet, 2008,371:1375-1384.

[27] Medical Research Council. Committee report on theaetiology of chronic bron-chitis:definition and classification of chronic bronchitis for clinical and epidemiologic purposes[J]. Lancet,1965,1:775-778.

[28] Israili ZH, Hall WD. Cough and angioneurotic edema associated with angiotensin-converting enzyme inhibitor therapy:a review of the literature and pathophysiology[J]. Ann Intern Med,1992,117:234-242.

[29] Dicpinigaitis PV. Angiotensin-converting enzyme inhibitor-induced cough: ACCP evidence based clinical practice guidelines[J]. Chest, 2006, 129(Suppl 1): 169-173.

[30] Lacourciere Y, Brunner H, Irwin R, et al. Effects of modulators of thereninangiotensin aldosterone system on cough[J]. Hypertens, 1994, 12: 1387-1393.

[31] Niimi A, Matsumoto H, Minakuchi M, et al. Airway remodeling in cough variant asthma [J]. Lancet, 2000, 356: 564-565.

[32] Gibson PG, Dolovich J, Denburg J, et al. Chronic cough: eosinophilic bronchitis without asthma[J]. Lancet, 1989, 1: 1346-1348.

[33] Brightling CE. Chronic cough due to nonasthmatic eosinophilic bronchitis: ACCP evidence-based clinical practice guidelines[J]. Chest, 2006, 129(Suppl 1): 116-121.

[34] Ayik SO, Basoglu OK, Erdine M, et al. Eosinophilic bronchitis as a cause of chronic cough[J]. Respir Med, 2003, 97: 695-701.

[35] Berry MA, Brightling CE, Hargadon B, et al. Observational study of the natural history of eosinophilic bronchitis[J]. Clin Exp Allergy, 2005, 35: 598-601.

[36] Lemiere C, Efthimiadis A, Hargreave FE. Occupational eosinophilic bronchitis without asthma: an unknown occupational airway disease[J]. Allergy Clin Immunol, 1997, 100: 852-853.

[37] Berry MA, Brightling CE, Hargadon B, et al. Observational study of the natural history of eosinophilic bronchitis[J]. Clin Exp Allergy, 2005, 35: 598-601.

[38] Irwin RS. Chronic cough due to gastroesophageal reflux disease: ACCP evidence-based clinical practice guidelines[J]. Chest, 2006, 129(Suppl 1): 80-94.

[39] Irwin RS, Glomb WB, Chang AB. Habit cough, tic cough, and psychogenic cough in adult and pediatric populations: ACCP evidence-based clinical practice guidelines[J]. Chest, 2006, 129(Suppl 1): 174-179.

[40] DengHY, Luo W, Zhang M, Xie JX, Fang ZY, Lai KF. Initial empirical treatment based on clinical feature of chronic cough[J]. Clin Respir J, 2015.

[41] Jan L Brozek, Jean Bousquet, et al. Allergic Rhinitis and its Impact on Asthma (ARIA) guidelines-2016 revision[J]. The Journal of allergy and clinical immunology, 2017 Oct, 140(4): 950-958.

[42] Wilson AM, O, byrne PM, Parameswaran K. Leukotriene receptor antagonists for allergic rhinitis: a systematic review and meta-analysis[J]. Am J Med, 2004, 116(5): 338-344.

18

[43] Rodrigo GJ, YanezA. The role of antileukotriene review of randomized trials[J]. Ann Allergy Asthma Immunol,2006,96(6):779-786.

[44] Lai KF, Chen RC, Lin JT, Huang KW, Shen HH, Kong LF, Zhou X, Luo ZY, Yang L, Wen FQ, Zhong NS. A prospective, multicenter survey on causes of chronic cough in China[J]. Chest,2013,143(3):613-620.

[45] 中华医学会呼吸病学分会哮喘学组. 咳嗽的诊断与治疗指南(2015)[J]. 中华结核和呼吸杂志,2016,39(5):323-354.

第三节 咳嗽研究现状及发展方向

1999 年,咳嗽领域科学家、临床医师参加了由 Widdicombe 在英国伦敦举办的首届咳嗽基础研究及临床研究成果总结和回顾的"伦敦国际咳嗽会议"[1];2007 年美国咳嗽会议在纽约首次举办;2014 年中国第一届国际咳嗽会议于广州成功举办,国际性会议的成功举办加速了我们对咳嗽的认识和诊治方法的全面提升。早期咳嗽机制的研究主要集中在电生理学神经传导通路,近年已经从细胞生物学、神经炎症,咳嗽高敏反应角度理解咳嗽,并基于这一理论提出了对慢性咳嗽治疗有效的方法。2011 年部分学者认为对咳嗽的认识已趋于成熟[2],但近 10 年咳嗽的显著研究成果提醒证明我们关于咳嗽的研究才刚刚进入咳嗽研究的黄金阶段[3]。

一、咳嗽神经通路

咳嗽反射的研究目前主要集中在咳嗽中枢和咳嗽通路的调控。临床前期和动物模型研究结果均显示脑干和中脑是咳嗽调节中枢,大脑皮层参与调控自发咳嗽[4-6]。2011 至 2013 年间多项利用核磁成像技术的研究验证了脑干、中脑、大脑皮层在人类咳嗽反射中存在的复杂调节,脑干分布有众多 NMDA(N-methyl-D-aspartate)和 $GABA_B$ 受体,NMDA 受体与酸刺激引起的咳嗽反射有关,美金刚是 NMDA 通道阻断剂,在柠檬酸引起的咳嗽中表现出很好的抑咳作用[7]。NMDA 和 $GABA_B$ 激动剂代表药物巴氯芬是新型中枢止咳药物[8],其他中枢止咳药物还包括尼古丁。在辣椒素引起的咳嗽和正常对照自主咳嗽患者中,吸入含有尼古丁电子烟雾者表现出很好的止咳效果[9-10]。

根据传入神经接受刺激不同、基因表达、胚胎学和形态学特征,支气管肺迷走神经分为两大类:一类主要对机械刺激敏感,包括 RAR 和 SAR;另一类主要对化学刺激敏感,包括 C-纤维和 Aδ 纤维。目前普遍认为 RAR 和支气管 C-纤维与咳嗽直接相关,SAR 在咳嗽反射中更多起调节作用[11-14],且不同物种间咳嗽反射传入神经作用具有显著差异。2015 年 Peter. W 和其团队对 21 例慢性咳嗽患者通过纤维支气管镜取得患者中央气道和外周黏膜,使用免疫荧光技术对支气管肺迷走神经进行识别,首次验证了人类慢性咳嗽反射中 C-纤维和 Aδ 纤维的存在。这项实验作为首次描述人类气道迷走神经传入的研究,为有效开发肺部神经靶向治疗提供了重要依据[15]。事实上对于咳嗽反射调节通路、支气管肺迷走神经、传入神经末梢、化学和物理感受器的认识和定位还很有限。呼吸道疾病如肺部感染、哮喘、慢阻肺、肺水肿、肺栓塞、心血管和胃食道疾病都会因其相关的生理、病理学机制通过咳嗽反射敏感性诱发咳嗽,但缺乏相应刺激引发咳嗽反射相关受体的直接证据。咳嗽感受器的有效识别可以推进咳嗽发生机制,深入理解和研发副作用小靶向止咳药物。周围神经末梢 Ca^{2+} 反应原位成像技术和单细胞 RNA 测序或微列阵技术有望突破这一困境[16-17]。

二、咳嗽高敏综合征

具有里程碑意义的咳嗽高敏综合征(cough hypersensitivity syndrome, CHS)概念最早于 2000 年末提出,这一概念主要是根据部分临床患者慢性咳嗽没有显著病因且其发生与慢性疼痛的超敏反应(中枢和外周痛觉反射敏感性增高)相似而命名[18-19]。不考虑病原学,咳嗽高敏综合征被认为是咳嗽发生的共同病理生理学机制,是一种炎症与神经系统间非损伤性作用[20],这种症状不仅表现在咳嗽,同时上气道也表现出不同程度超敏反应,如鼻部、咽、中央气道和远端食管。温度、深呼吸、笑、接听电话、烟草烟雾、气雾剂、香味或进食碎屑样食物(饼干)均可引发咳嗽[21],即低水平刺激即可诱发患者咳嗽。虽然咳嗽高敏综合征机制目前还不清楚,但炎症与咳嗽反射通路相互作用即神经炎症机制被认识是咳嗽高敏综合征的重要病理生理基础。基于咳嗽高敏综合征和咳嗽传入神经生理调节的认识包括嘌呤受体 P2X3 和离子通道 TPRV1、TPRA1 受体拮抗剂,Na 离子通道 1.7 阻断剂效果止咳药物已投入临床研究阶段[22-23]，特别是 P2X3 受体拮抗剂已进入临床试验阶段，为难治性咳嗽的有效治疗带来了希望。引起普通感冒的常见病原体鼻病毒经研究显示因其感染神经元细胞，导致神经元处 TPRV1、TPRA1 受体上调，致使普通感冒患者出现持续数周之久的咳嗽[24]。维生素 B_{12} 缺乏补充后患者不明原因慢性咳嗽症状缓解均验证神经损伤是咳嗽高敏综合征发生的机制[25]。虽然目前很多研究均佐证神经炎症机制在咳嗽高敏综合征中起到很重要的作用，但对其具体相互作用尚不清楚。咳嗽高敏综合征概念为科学家及临床医生提供了研究慢性咳嗽机会，对神经炎症机制的深入了解可使慢性咳嗽的诊治有一个质的飞跃，进一步深入研究将会为慢性咳嗽有效诊治带来希望。

三、咳嗽评估

鉴于咳嗽机制和新型止咳药物研究的发展和突破，有效的咳嗽评估在临床工作和科研中日益显现出其重要性，过去的 50 年间用于评估咳嗽严重性、频率、敏感度和生活质量影响的方法有多种，咳嗽评估方法主要分为主观评分和客观评分。主观症状评分主要有视觉评分量表（visual analogue scales，VAS）、咳嗽评分量表（CSS）、莱切斯特咳嗽评分（leicester cough questionnaire，LCQ）、生活质量评分量表（health related quality of life，HRQOL）、咳嗽对生活质量影响评分量表（cough - specific quality of life questionnaire，CQLQ）[26]。主观咳嗽评分简便易行，可用于治疗前后纵向比较，但个体影响因素大，无法进行横向对比。客观指标可弥补主观评估的缺点。

客观咳嗽敏感性检测方法又分为化学刺激诱发和物理刺激诱发。化学刺激诱发物有辣椒素、柠檬酸、酒石酸、乙酸、丙烯基异硫氰酸酯、肉桂醇、甘露醇、高渗盐水、ATP 等。其中目前应用最广泛的酸性刺激物是柠檬酸，始于 19 世纪 50 年代，是最早用于测定咳嗽敏感性的刺激物，具有良好的特异性、重复性、安全性。辣椒素是目前应用最广泛的非酸刺激物，始于 19 世纪 80 年代，主要作用于分布在 C-纤维末梢神经元和部分有髓鞘的 Aδ 纤维上的 TRPV1 受体，和柠檬酸一样具有良好的特异性、可重复性和安全性。吸入辣椒素或柠檬酸记录咳嗽 2 声（C2）和咳嗽 5 声（C5）时吸入药物浓度是最常用来评估咳嗽敏感性的方法，被广泛用于临床和科研。目前根据诱发咳嗽刺激物所涉及的咳嗽通路差异发现慢性咳嗽患者具有明显临床异质性、调节咳嗽的神经通路异质性[27]。物理刺激包括胸壁震动、咽喉部震动、气管咳嗽激发试验和气道震动试验，研究结果显示慢性咳嗽患者对机械性刺激的咳嗽反应性增强，同化学刺激物研究结果相比，机械性刺激介导的咳嗽高敏也具有异质性，气道振动试验阳性的患者对辣椒素更敏感[28-29]。目前有莱切斯特（Leicester）、Vitalo Jak 和 Lifeshirt 三种咳嗽监测仪，莱切斯特采用自由场传声器和床旁 MP3 装置进行数据采集；Vitalo Jak 由紧贴在胸壁的接触式麦克风和微型数字记录装置组成，可以根据声音自动监测咳嗽；Lifeshirt 监测仪是基于呼吸感应容积描记的可穿戴呼吸诊断仪器，并且带有心电传感器、加速度传感器。根据咳嗽频率不同，对疾病病情判断有一定价值，相关研究证实在结核感染患者中咳嗽频率高者结核传染性强[30]，高频率的咳嗽也是严重疾病的早期指标，如肺癌、肺结核、慢性阻塞性肺疾病[31]。这些仪器设备的发展也为我们客观评估咳嗽带来了希望。

　　良好的咳嗽评估方法可以在疾病分型、治疗、评估和预后方面起到重要作用。但目前关于咳嗽评估仍存在一些需要解决的问题，虽然欧洲呼吸病学会和中华医学会呼吸病学分会在激发物吸入方面推荐剂量－反应法，但不同中心检测方法不统一，正常受试者与咳嗽患者阈值存在重叠，没有确定的咳嗽激发剂咳嗽反应的正常值[32]，咳嗽敏感性试验终点有争论。咳嗽冲动感觉（UTC）且无继发咳嗽行为的最低辣椒素浓度为界值[33]；Emax，吸入不同辣椒素浓度的最大咳嗽次数；ED50，即诱发最多咳嗽半数药品剂量[34]：均是目前提出的界值概念。机械性刺激是否作为评估咳嗽高敏的新方法仍需进一步验证。各类咳嗽记录仪主要监测咳嗽的频率，但咳嗽频率的监测仍有其局限性（如变异度高），尤其是咳嗽频率较低的受试者，与症状相关性差，难以验证不同治疗方法的疗效，不能评估咳嗽冲动（咽痒）、清嗓、咳嗽强度和咳嗽的影响等。而且目前的咳嗽评估方式并不能判断我们评估的是咳嗽通路的哪部分。希望随着研究的深入，在不久的将来不仅能计数而且其强度和诊断价值也能更充分体现。

四、咳嗽的治疗

2019 年欧洲呼吸病学会咳嗽指南对咳嗽的治疗流程主要分为三步:第一步通过采集病史、查体和常规检查排查有明确治疗方法的疾病;第二步明确患者所患疾病是否可控,予以针对性治疗,必要时试验用药;第三步予以药物或语言病理学治疗咳嗽。其中针对慢性咳嗽中病因明确的疾病如慢性鼻窦炎、过敏性鼻炎、哮喘、嗜酸性粒细胞性支气管炎、胃食管反流病、血管紧张素转化酶抑制剂类药物相关咳嗽的药物有抗哮喘药物、抑酸药物、促胃动力药物、咳嗽神经调节剂、抗生素等[26]。

通过对咳嗽反射机制的不断认识,咳嗽的治疗也逐渐发展起来。咳嗽治疗主要分为化学治疗和物理治疗。根据咳嗽反射特征,止咳药物又分为中枢止咳药、外周止咳药及选择性受体相关止咳药物。物理治疗主要是指语言病理学疗法(speech pathology therapy for chronic cough,SPTCC)在慢性难治性咳嗽中的应用。目前普遍认为咳嗽高敏综合征即神经炎症引起神经高敏反应,是引起慢性咳嗽的重要机制。基于神经性咳嗽,新镇咳药 TRPV1 拮抗药、TRPA1 拮抗药、钠通道 NaV1.6 开放剂、P2X3ATP 拮抗剂、NK1 受体拮抗剂和 N-甲基-D-天冬氨酸(NMDA)等也在研发中,其中钠通道阻滞剂(Carica)和尼古丁激动剂研究处于基础研究阶段,TRPV1 拮抗剂在进行 Ⅰ 期临床试验,P2X3(Bayer),TRPM8(Axalbion)和 NK1(Nerre)已进入临床 Ⅱ 期研究,色甘酸钠治疗特发性肺纤维化也已进入临床 Ⅱ 期,Gefapixant 作为最具有前景的 P2X3 拮抗剂正在进行 Ⅲ 期临床试验。

在临床上有一类咳嗽叫难治性咳嗽(chronic refractory cough,CRC),咳嗽持续 8 周或以上,尽管予以全面检查及基于目前最好的实践指南给予经验性治疗,咳嗽仍然无缓解且原因不明。女性患病率更高。患者呈间歇性干咳,持续数月或数年,常常源于咽部,喉部高敏,咳嗽反射高敏,语言可触发[35-36]。欧洲呼吸病学会咳嗽指南建议这类病人在呼吸科或耳鼻喉科医生的协助下进一步完善气管镜、胸部影像学检查及呼吸睡眠暂停筛查后予以神经类药物(加巴喷丁或普瑞巴林)或语言病理学治疗[37]。研究显示有50%咳嗽患者可出现声带功能障碍、发声障碍,声音粗糙、咽干,通常的喉部活动(如说话)是频繁咳嗽的诱因,因此语言病理学治疗适用于咳嗽患者。语言病理学疗法由教育、心理教育咨询、咳嗽控制技术和声音卫生培训四个部分组成[38]。其中教育是治疗的关键,教育患者识别诱发咳嗽的感觉并以替代性或较少创伤的行为代替咳嗽行为,这种控制行为可以逐步实施,从临床无症状时使用控制技术,到有咳嗽症状使用,再到暴露到刺激物中使用,逐步分级控制练习。咳嗽控制行为包括呼吸和喉后姿势校正技术,这些技术可以帮助松弛收缩的喉部肌肉,促进吸气和发声过程中的有效气流。只有使患者充分理解控制咳嗽的必要性及可触发咳嗽的因素,患者才会有意识地改善咳嗽症状。还适用于干咳无痰,喉部感觉异常及焦虑、压力或担忧等引起的咳嗽。治疗咳嗽的研究提示语言病理学疗法对咳嗽患者生活质量、睡眠障碍均有改善[39-41],可以说语言病理学疗法是慢性咳嗽有效干预措施,对药物治疗无反应的患者是一种可行的选择[42]。

　　虽然新药物的研发、物理疗法都为咳嗽治疗带来了希望,但仍存有很多待进一步探讨的问题,特别是在止咳药物的研发过程中发现很多无法解释的现象,预示着咳嗽的潜在机制,且止咳药物受体选择性差、副作用大,需要进一步明确各类咳嗽发生的具体机制进而研制更加精准、副作用更小的止咳药物和方法。语言病理学疗法虽然取得了一些成绩,但其治疗结果无法判断哪部分在改善症状方面起作用,且存在缺乏统一标准的语言疗法、疗效变异度大等问题[43-44]。

参考文献

[1] Chung KF, Nadel JA, Fontana G. John Widdicombe's contribution to respiratory physiology and cough:reminiscences[J]. Cough, 2013,9(1):6.

[2] Chung KF, Canning B, McGarvey L. COUGH:consolidating a mature field for the next 5 years[J]. Cough,2011,7(1):1.

[3] Kian Fan Chung. Advances in mechanisms and management of chronic cough:The Ninth

London International Cough Symposium 2016[J]. Pulmonary pharmacology & therapeutics,2017 Dec,47:2−8.

[4] K F Chung. Chronic cough hypersensitivity syndrome:a more precise label for chronic cough[J]. Pulmonary pharmacology & therapeutics,2011 Jun,24(3):267−271.

[5] Morice AH, Faruqi S, Wright CE, Thompson R, Bland JM. Cough hypersensitivity syndrome:a distinct clinical entity[J]. Lung,2011,189(1):73−79.

[6] McGarvey LP, Ing AJ. Idiopathic cough,prevalence and underlying mechanisms[J]. Pulmonary pharmacology & therapeutics,2004,17(6):435−439.

[7] Dicpinigaitis PV, Canning BJ, Garner R, Paterson B. Effect of memantine on cough reflex sensitivity:translational studies in guinea pigs and humans[J]. Pharmacol Exp Ther,2015,352(3):448−454.

[8] Chung KF. NMDA and GABA receptors as potential targets in cough hypersensitivity syndrome[J]. Current opinion in pharmacology,2015,22:29−36.

[9] Dicpinigaitis PV, Lee Chang A, Dicpinigaitis AJ, Negassa A. Effect of Electronic Cigarette Use on the Urge−to−Cough Sensation [J]. Nicotine Tob Res, 2016, 18 (8): 1763−1765.

[10] Dicpinigaitis PV, Lee Chang A, Dicpinigaitis AJ, Negassa A. Effect of e−Cigarette Use on Cough Reflex Sensitivity[J]. Chest,2016,149(1):161−165.

[11] Undem BJ,Chuaychoo B, Lee M−GG, Weinreich D, Myers AC, Kollarik M. Subtypes of vagal afferent C−fibres in guinea−pig lungs[J]. Physiol,2004,556:905−917.

[12] Sampson SR,Vidruk EH. Properties of 'irritant' receptors in canine lung[J]. Respir Physiol,1975,25:9−22.

[13] Canning BJ, Mazzone SB, Meeker SN, Mori N, Reynolds SM, Undem BJ. Identification of the tracheal and laryngeal afferentneurones mediating cough in anaesthetized guinea−pigs[J]. Physiol,2004,557:543−558.

[14] Sant'Ambrogio G. Information arising from the tracheobronchial tree of mammals[J]. Physiol Rev,1982,62:531−569.

[15] Peter W West, Brendan J Canning, Emilio Merlo−Pich, Ashley A Woodcock, Jaclyn A Smith. Morphologic Characterization of Nerves in Whole−Mount Airway Biopsies[J]. American journal of respiratory and critical care medicine,2015 Jul 01,192(1):30−39.

[16] Terada M, Iwanaga T, Takahashi-Iwanaga H, Adachi I, Arakawa M, Fujita T. Calcitonin gene-related peptide (CGRP)-immunoreactive nerves in the tracheal epithelium of rats:an immunohistochemical study by means of whole mount preparations[J]. Arch Histol Cytol,1992,55:219-233.

[17] Kummer W, Fischer A, Kurkowski R, Heym C. The sensory and sympathetic innervation of guinea-pig lung and trachea as studied by retrograde neuronal tracing and double -labelling immunohistochemistry[J]. Neuroscience,1992,49:715-737.

[18] McGarvey LP, Ing AJ. Idiopathic cough,prevalence and underlying mechanisms[J]. Pulmonary pharmacology & therapeutics,2004,17(6):435-439.

[19] O'Neill J, McMahon SB, Undem BJ. Chronic cough and pain:Janusfaces in sensory neurobiology[J]. Pulmonary pharmacology & therapeutics,2013,26(5):476-485.

[20] Chung KF, McGarvey L, and Mazzone SB, Chronic cough as a neuropathic disorder[J]. Lancet Respir Med,2013,1(5):414-422.

[21] L McGarvey, PMcKeagney, L Polley, J MacMahon, R W Costello. Are there clinical features of a sensitized cough reflex[J]. Pulmonary pharmacology & therapeutics,2009 Apr,22(2):59-64.

[22] Undem BJ, Zaccone E, McGarvey LM, Mazzone S, Neural dysfunction following respiratory viral infection as a cause of chronic cough hypersensitivity[J]. Pulmonary Pharmacology Therapeutics, 2015, In press.

[23] Bradley J Undem, Eric Zaccone, Lorcan McGarvey, Stuart B Mazzone; Neural dysfunction following respiratory viral infection as a cause of chronic cough hypersensitivity[J]. Pulmonary pharmacology & therapeutics,2015 Aug,33:52-56.

[24] Ru-Rong Ji. Neuroimmune interactions in itch:Do chronic itch, chronic pain, and chronic cough share similar mechanisms[J]. Pulmonary pharmacology & therapeutics,2015 Dec,35:81-86.

[25] Farrell MJ. Neural correlates coding stimulus level and perception of capsaicin-evoked urge-to-cough in humans[J]. Neuroimage,2012,61(4):1324-1335.

[26] Woo-Jung Song, EvaMillqvist, Alyn H Morice. New ERS cough guidelines:A clinical framework for refining the patient management strategy[J]. Asia Pacific allergy,2019 Oct,9(4):36.

[27] Mazzone SB, Farrell MJ. Heterogeneity of cough neurobiology: Clinical implications[J]. Pulm Pharmacol Ther, 2019 Apr, 55:62-66.

[28] Kamimura M, Mouri A, Takayama K, Mizutani T, Hamamoto Y, Iikura M, Furihata K. Cough challenge tests involving mechanical stimulation of the cervical trachea in patients with cough as a leading symptom[J]. Respirology, 2010 Nov, 15(8):1244-1251.

[29] Lee P, Eccles R. Cough induced by mechanical stimulation of the upper airway in humans[J]. Acta Otolaryngol, 2004 Aug, 124(6):720-725.

[30] R D Turner, SS Birring, M Darmalingam, R L Hooper, H Kunst, S Matos, G H Bothamley. Daily cough frequency in tuberculosis and association with household infection [J]. The international journal of tuberculosis and lung disease: the official journal of the International Union against Tuberculosis and Lung Disease, 2018 08 01, 22(8):863-870.

[31] Crooks MG, Brown T, Morice AH. Is cough important in acute exacerbations of COPD [J]. Respir Physiol Neurobiol, 2018 Nov, 257:30-35.

[32] Long L, Yao H, Tian J, Luo W, Yu X, Yi F, Chen Q, Xie J, Zhong N, Chung KF, Lai K. Heterogeneity of cough hypersensitivity mediated by TRPV1 and TRPA1 in patients with chronic refractory cough[J]. Respir Res, 2019 Jun 6, 20(1):112.

[33] Dicpinigaitis PV, Bhat R, Rhoton WA, Tibb AS, Negassa A. Effect of viral upper respiratory tract infection on the urge-to-cough sensation[J]. Respir Med, 2011 Apr, 105(4):615-618.

[34] Hilton EC, Baverel PG, Woodcock A, Van Der Graaf PH, Smith JA. Pharmacodynamic modeling of cough responses to capsaicin inhalation calls into question the utility of the C5 end point[J]. Allergy Clin Immunol, 2013 Oct, 132(4):847-855.

[35] Peter Gibson, Gang Wang, Lorcan McGarvey, Anne EVertigan, Kenneth W Altman, Surinder S Birring, CHEST Expert Cough Panel. Treatment of Unexplained Chronic Cough: CHEST Guideline and Expert Panel Report[J]. Chest, 2016 Jan, 149(1):27-44.

[36] Peter G Gibson, Anne EVertigan. Management of chronic refractory cough[J]. BMJ, 2015 Dec 14, 351:5590.

[37] Iyer VN, Lim KG. Chronic cough: an update[J]. Mayo Clin Proc, 2013 Oct, 88(10):1115-1126.

[38] Vertigan AE, Gibson PG. The role of speech pathology in the management of patients

with chronic refractory cough[J]. Lung,2012 Feb,190(1):35-40.

[39] Vertigan AE, Kapela SL, Ryan NM, Birring SS, McElduff P, Gibson PG. Pregabalin and Speech Pathology Combination Therapy for Refractory Chronic Cough:A Randomized Controlled Trial[J]. Chest,2016 Mar,149(3):639-648.

[40] Chamberlain Mitchell SA, Garrod R, Clark L, Douiri A, Parker SM, Ellis J, Fowler SJ, Ludlow S, Hull JH, Chung KF, Lee KK, Bellas H, Pandyan A, Birring SS. Physiotherapy, and speech and language therapy intervention for patients with refractory chronic cough:a multicentre randomised control trial[J]. Thorax,2017 Feb,72(2):129-136.

[41] Slinger C, Mehdi SB, Milan SJ, Dodd S, Matthews J, Vyas A, Marsden PA. Speech and language therapy for management of chronic cough[J]. Cochrane Database Syst Rev, 2019 Jul 23,7:13-67.

[42] A EVertigan, D G Theodoros, P G Gibson, A L Winkworth. Efficacy of speech pathology management for chronic cough:a randomised placebo controlled trial of treatment efficacy[J]. Thorax,2006 Dec,61(12):1065-1069.

[43] Anne EVertigan, Jemma Haines, Laurie Slovarp. An Update on Speech Pathology Management of Chronic Refractory Cough[J]. The journal of allergy and clinical immunology. In practice,2019 Jul-Aug,7(6):1756-1761.

[44] Ryan NM, Vertigan AE, Gibson PG. Chronic cough and laryngeal dysfunction improve with specific treatment of cough and paradoxical vocal fold movement[J]. Cough,2009 Mar 17,5:4.

第二章　急性咳嗽

咳嗽时间 3 周以内被称为急性咳嗽,急性咳嗽严重程度和持续时间因性别、年龄、病因、自行服药和患者基础疾病等因素差异很大[1]。虽然无合并症的急性咳嗽预后好,短时间内可自行缓解,但造成的经济负担和影响却不容忽视。英国每年因急性咳嗽造成的经济损失高达 9.79 亿英镑,其中生产力损失 8.75 亿英镑,非处方药和医保费用 1.04 亿英镑。美国每年损失 250 亿美元,其中旷工造成的劳动力损失高达 166 亿美元,造成这部分损失的患者也只占急性咳嗽患者的 50%[2]。引起急性咳嗽最常见的病因有急性上呼吸道感染(upper respiratory tract infection,URTI)、流行性感冒、急性气管-支气管炎,其次是哮喘、慢阻肺、支气管扩张合并流感或感染呼吸道合胞病毒时患者也会出现急性咳嗽,这部分病人往往需要就医。急性咳嗽也是部分危重疾病的首发症状,如急性心肌梗死、左心功能不全、肺炎、气胸、肺栓塞、异物吸入等,因此在急性咳嗽的诊断过程分辨危急症是很重要的步骤[3-7]。此外,环境和职业暴露作为急性咳嗽病因也越来越受到重视[8]。

第一节 急性上呼吸道感染

一、概述

急性上呼吸道感染(upper respiratory tract infection,URTI)为外鼻孔至环状软骨下缘包括鼻腔、咽或喉部急性炎症的概称,简称上感。是人类最常见的传染病之一,通常病情较轻、病程短,预后良好可自愈,但由于发病率高,不仅影响工作和生活,有时还伴有严重并发症[9]。英国流行病学调查显示每年每 2~5 个成年人中就有 1 人患急性上呼吸道感染,学龄儿童急性上呼吸道感染 7~10 次/年。在 16~64 岁人群中,急性上呼吸道感染咳嗽就医的女性患者是男性的 2 倍,婴幼儿高于成人,0~4 岁学龄前儿童约是成人的 4 倍[10]。急性上呼吸道感染临床上分为普通感冒、急性病毒性咽炎和喉炎、急性疱疹性咽峡炎、急性咽结膜炎和急性咽扁桃体炎几型,40%~50% 的急性上呼吸道感染患者会出现急性咳嗽,主要是普通感冒和急性病毒性咽炎、喉炎,其他型主要表现为发热、咽痛等咳嗽以外相关症状。

二、病因

上感有 70%~80% 由病毒引起,20%~30% 为细菌引起,细菌感染可单纯发生,也可继发于病毒感染之后。已确定的病毒有 200 多种,其中常见的有鼻病毒(30%~50%)、冠状病毒(10%~15%)、流感病毒(5%~15%)、副流感病毒(5%)、呼吸道合胞病毒(5%)、腺病毒、埃可病毒和柯萨奇病毒等,共400 多种血清型[11-13]。不同种类呼吸道病毒对呼吸道上皮破坏程度不同,鼻病毒通常不会造成气道上皮实质性损害,腺病毒、流感病毒、副流感病毒及呼吸道合胞病毒会造成呼吸道上皮广泛损伤,造成上皮细胞脱落常达基底膜。上感发病有明显季节性,多发生于冬春季节,因此急性上呼吸道感染引起的急性咳嗽季节性也很明显,被称为季节性咳嗽[14]。

三、咳嗽发生机制

急性上呼吸道感染引起的咳嗽与炎症介质导致上呼吸道传入神经高敏状态有关,病毒感染后可直接损害呼吸道上皮,使呼吸道反应性增高。同时,多种炎症细胞(如肥大细胞、中性粒细胞、嗜酸粒细胞、嗜碱性粒细胞、巨噬细胞、T 淋巴细胞、B 淋巴细胞等)、炎症介质(组胺、缓激肽、白三烯、血小板激活因子、内皮素、血栓素等)和细胞因子参与气道上皮和上皮内神经损害。有学者认为病毒感染产生的干扰素、IL-1 使嗜碱性粒细胞释放组胺过多。炎症促使气道上皮受损,如上皮表面的磷脂屏障被破坏,纤毛正常运动被破坏,使咳嗽感受器暴露过多,容易受到物理或化学的刺激,同时气道浸润的炎性细胞释放的炎症介质可直接或间接刺激咳嗽感受器,神经肽的释放也与咳嗽感受器敏感性增高有关。炎症介质引起支气管收缩,腺体分泌亢进,黏膜充血水肿,微血管渗漏促进炎性细胞的趋化,参与细胞因子的调整,进一步加重炎症。

普通感冒俗称"伤风",又称急性鼻炎或上呼吸道卡他,是上呼吸道疾病常规术语(称呼),其标志性症状是鼻塞、打喷嚏、流鼻涕、喉咙疼痛和咳嗽[14],也会出现发热、肌肉酸痛和乏力。咳嗽通常在普通感冒发病的前 2 天发生,概率高于 80%,感冒引起的咳嗽常与清咽、鼻后滴流等上气道咳嗽综合征有关。2012 年欧洲鼻窦炎共识(EPOS)将急性普通感冒定义为持续至少 10 天的急性病毒性鼻窦炎,通常具有自限性,轻症主要表现为鼻部症状,较重者可出现咳嗽。感冒引起急性咳嗽主要机制考虑是病毒引起鼻后滴流和病毒性上呼吸道感染产生炎症介质,炎症介质(缓激肽、前列腺素、神经肽和细胞因子等)作用于气道感觉神经末梢,气道的快适应性受体或化学感受器敏感性增高,感冒患者急性期咳嗽敏感性增高,恢复期敏感性恢复正常,少部分患者在刺激消失后咳嗽仍持续存在,考虑与神经重塑有关。研究发现在未感染病毒的豚鼠迷走神经 P 物质/神经激肽 A 表达的神经元所占比最高 35%,病毒感染后这类神经元可增高至 55%,而且神经元胞体直径约为 36~40μm,明显大于未感染病毒神经元胞体直径 16~20μm。这些研究结果佐证了神经重塑在这类患者咳嗽时所起到的作用。另外,感冒咳嗽的部分患者会因轻微气流刺激(冷空气)产生自发咳嗽,而健康人不存在。这一现象表明更高位中枢大脑皮层也参与到感冒咳嗽发生机制中。

四、普通感冒病原微生物

普通感冒非单一病因,是由不同家族、众多病毒引起的异质性疾病[14]。目前我们对普通感冒的病原学认识主要基于 20 世纪 60 年代至 20 世纪 80 年代利用病毒检测技术对社区、家庭的大范围调研[15-17],虽然当时仅能做到病毒分离,但也验证了约 25% 感冒患者病毒种属,主要有流感病毒、腺病毒、副流感病毒、鼻病毒、呼吸道合胞病毒、肠病毒和冠状病毒[18],随着近 20 年病毒抗原检测方法在内的病毒检测技术改进,尤其是聚合酶链反应检测方法的出现大大提高了临床标本病毒检测效率和速率[19-20]。虽然目前使用的检测方法更加高级、更复杂,仍有 20%～30% 患者无法明确病原体[17,20],一方面考虑临床标本收集、运输或分析使用方法都会影响对已知病毒的检出,另一方面认为仍有病原体是我们未知的。2001 年从呼吸道疾病患儿中分离出人肺炎病毒就是很好的证据,虽然对于该病毒作用机制还不清楚,但血清学研究结果显示这种人肺炎病毒人群传播至少已有 50 年,荷兰发育到 5 岁的幼儿几乎均已感染过该病毒[21]。且综合其他国家的相关报道,考虑该病毒在全球范围均有分布[22-23]。另外目前研究发现在约 5% 的患者中可以同时存在 2 种或 2 种以上病毒,而且这种检出率因检测方法的使用数量增多相应的检出比例会增加,但目前的检测方法不能确定所检出的病毒是否为同时感染[24]。举个例子,如非存活病毒聚合酶链反应也能检测出,报告为阳性,而且患者临床症状消失后很长一段时间内聚合酶链反应仍能检测出相关病毒的基因物质,报告仍为阳性[25-26]。由此可见对于病毒的研究包括病毒的认识、检测方法还有很长的路要走。

患者年龄、患病季节、采样方法和检测方法都是影响患者感冒病原体相对比例的因素[19-20,27-29]。研究发现在所有年龄组中,无论采用何种检测方式,鼻病毒都是最常见病原体,一年中 30%～50% 呼吸系统疾病均与鼻病毒有关[17,20],到秋季高峰季节比例可高达 80%[19],目前鉴定出 100 多种鼻病毒血清型,且其流行率随季节、时间和地域存在差异[27]。其次,在成人急性上呼吸道感染中冠状病毒占 7%~18%,副流感病毒、呼吸道合胞病毒、腺病毒和肠病毒占病因小部分,虽然这些病毒是普通感冒病原微生物,但每种病毒均有其典型临床表现[27,29]。另外虽然流感是显著区别于普通感冒的另一种疾病,但其临床表现从无症状到严重与普通感冒在症状方面存在重叠,不易鉴别,轻症链球菌性咽炎与病毒性咽炎临床症状相似可被误诊为感冒。

五、普通感冒流行病学

每个地区普通感冒发病有明显季节性,北半球温带秋季高发,整个冬季保持较高水平,春季下降,热带雨季高发。发病与年龄成反比,幼儿 6~8 次/年,成人 2~4 次/年。学龄前多发感冒可能是学龄期儿童发病的保护因素[30],日托是感冒发病率高的另一危险因素[30-32]。幼年期男性发病率高于女性,晚年这一现象反转,在家里的幼儿发病率高,工作女性发病率低于家庭妇女[17],心理压力与感冒发生成正比[33],适量体育运动可降低发生率,而大量运动是增加发病率的风险因素[34],另外遗传因素可能也会影响发病率[30]。

六、普通感冒发病机制

普通感冒发病机制涉及病毒复制和宿主炎症反应之间的相互复杂作用。流感病毒主要在气管-支气管上皮复制,鼻病毒主要在鼻咽部[35],因此推断呼吸道病毒其具体致病机理可能不同[36]。鼻病毒致病过程是我们探讨普通感冒发病机制的主要途径[36-38],少量鼻病毒就可引起感染[39],但并不是所有感染都会出现感冒的临床症状,出现症状者仅约 75%[40],目前原因不明。且感染初期超过 95%的患者体内无特异血清学抗体[40],细胞间黏附分子 1(ICAM-1)是约 90%鼻病毒作用受体[41-42]。种植在鼻黏膜或眼部是鼻病毒感染的第一步,然后鼻病毒通过鼻泪管到达鼻部,在纤毛黏液的作用下转运到鼻咽后,在腺样体区域通过与细胞上特定受体(大部分是 ICAM-1)结合进入上皮细胞,一进入上皮细胞病毒便开始快速复制,8~10h 内即可测到子代病毒[43],第二天鼻病毒开始脱落并达峰值之后迅速下降,但感染 3 周内仍可以在鼻腔分泌物中测到少量病毒[36,44]。

鼻病毒感染期间无上皮破坏,鼻部分泌物多种炎症介质如激肽,白三烯,组胺,IL-1、IL-6、IL-8,肿瘤坏死因子和趋化因子(由被激活的 T 淋巴细胞表达、分泌)表达异常增高[45-50],炎症介质会导致鼻黏膜血管扩张、通透性增加,进而引起鼻塞、鼻漏,这是普通感冒主要临床症状。胆碱能刺激可导致黏液腺分泌增加和打喷嚏。相关研究证实感冒患者鼻分泌物中 IL-6 和 IL-8 的浓度与患者症状严重程度相关[51-52]。另外,感染呼吸道合胞病毒的患者在 24 小时内呼吸道上皮细胞内 IL-1β 和 TNF-α 会诱发 IL-8 合成,但 48h 后却开始抑制 IL-8 的合成[53],也就是说虽然宿主炎症反应是普通感冒发生症状的主要原因,但病毒和宿主反应之间的相互作用、关联极其复杂,目前还未解决。而且研究还显示不同呼吸道病毒对上皮的破坏程度存在显著差异,鼻病毒感染者未观察到病理改变[36],但流感病毒和腺病毒却会引起呼吸道上皮严重破坏[54-55],也就是说不同呼吸道病毒感染引发感冒的机制也许也存在差异,有待我们进一步探讨。

普通感冒对呼吸道影响并非仅局限于鼻腔,鼻旁窦也常被涉及。研究显示成人感冒初期鼻窦平扫 CT 示鼻窦炎,并在无抗生素治疗情况下自行缓解[56-57],这些研究证明感冒期间大部分鼻窦炎并不是细菌感染,也许仅是感冒这一疾病的病程表现。有研究显示在无细菌感染情况下鼻窦吸出物中可测到鼻病毒 RNA[58],在急性鼻窦炎患者上颌窦上皮细胞利用原位杂交技术也可以测到鼻病毒。推测可能是由于患者擤鼻时鼻内压力突然增高进而推动鼻腔分泌物到鼻旁窦中。另外,在成人、儿童感冒时常合并咽鼓管功能异常[59],测定学龄前和学龄儿童中耳压力,发现感冒患儿中耳负压增大,50%~80%鼻病毒、甲流病毒感染患者咽鼓管功能出现恶化[60-61]。多种呼吸道病毒,如流感病毒、呼吸道合胞病毒和副流感病毒可波及下呼吸道,但鼻病毒感染下呼吸道的情况一直存在争议,最近通过气管镜取标本进行原位杂交检测,在排除上呼吸道潜在病毒污染的情况下明确了鼻病毒在下呼吸道的复制。

病毒引起上呼吸道感染主要通过以下三种途径:(1)直接接触被感染者或间接接触环境中含有病毒的分泌物;(2)小颗粒气溶胶在空气中停留时间较长;(3)直接吸入被感染者的大颗粒气溶胶。尽管所有这些机制都可能与呼吸道病毒的传播有关,但病毒之间的主要传播途径却各不相同。例如,流感病毒主要通过小颗粒气溶胶传播[35],鼻病毒最有效的传播途径是手接触后将病毒自我接种到鼻子或眼睛[37],以气溶胶形式传播也得到验证[38]。

七、普通感冒临床表现

（一）症状

不同呼吸道病毒潜伏期不同,鼻病毒感染后 10~12 小时出现症状,乙型流感病毒 12 小时,甲型流感病毒 1.5 天,冠状病毒 3 天,呼吸道合胞病毒 4 天,腺病毒 5.5 天[62-63],虽然潜伏期时长不同,但症状相似,鼻塞、鼻漏、打喷嚏、咳嗽、低热、全身不适和头痛是普通感冒常见症状,且在感染 2~3 天症状达高峰,一般持续 7~11 天,偶尔会更长。免疫功能正常患者普通感冒症状往往较轻且具自限性,但也可合并很多严重的并发症。如超过 1/3 儿童患者会合并急性病毒性中耳炎(acute otitis media, AOM)[64-65],鼻窦炎发病率在 0.5%~2% 之间[29]。普通感冒并发症还会侵及下呼吸道,合并细菌感染约在 50%~60%[41],当病毒感染合并细菌感染会引起肺炎,15%~25% 儿童社区获得性肺炎可分离出呼吸道病毒[66],当患者继发溶血性链球菌感染可以引发风湿热、肾小球肾炎。需要警惕少数患者并发病毒性心肌炎,呼吸道病毒感染与老年人群死亡率显著相关[41]。在中老年人群中,尤其女性患者病毒感染后,嗅觉障碍、妄想症、幻想症、血尿和失眠也是常见的并发症,在不同研究中上述并发症发病率在 11%~40% 之间,其中 1/3 症状会在 2 年内自行缓解。而且呼吸道病毒还会诱发哮喘、慢性阻塞性肺疾病、肺囊性纤维化的急性发作。

（二）体征

体格检查可见鼻腔黏膜充血、水肿、有分泌物,咽部轻度充血,胸部多无异常体征。

八、普通感冒辅助检查

（一）血液检查

因多为病毒感染,患者外周血白细胞计数正常或偏低,伴淋巴细胞比例增高。合并细菌感染者可有白细胞计数与中性粒细胞增多和核左移现象。

（二）病原学检查

感染不同病毒感冒临床症状和体征会有差异,但由于病毒会引起临床症状较多,因此并不能根据症状推测相应的病毒[35,67-68]。即使是流感病毒,根据临床症状和体征推测的阳性预测值也在27%～79%之间[69-70]。鉴定病毒的方法有病毒培养、抗原检测和聚合酶链反应测定,细胞培养分离出病毒是检测金标准。检测病毒的手段目前还存在很多问题,抗原检测可用于测定流感病毒、副流感病毒、呼吸道合胞病毒和腺病毒,但鼻病毒因有多种不同血清型,并不适用于抗原检测。聚合酶链反应目前已被证实是诊断病毒感染,特别是鼻病毒感染最有效的方法,但因其敏感性太高又会影响结果判断[71-72]。近期开发出的用于测定流感病毒和呼吸道合胞病毒的快速抗原检测试剂盒在15～30分钟内即可提供结果[73-74],但有关其特异度和敏感度是目前临床工作主要考虑的问题[75]。另外检测呼吸道病毒标本首选鼻咽抽吸物和鼻腔灌洗液,鼻拭子和咽拭子因其易于操作、可行性高的特点是临床常用的检测标本[76-79]。虽然最佳标本取材方法目前还缺乏有效数据,但不同病毒定植部位不同,推测其最佳取材部位也会有差异。

病毒类型繁多,且明确种属对治疗的帮助并不大,因此通常情况临床并不要求明确病原学检查。需要时可用免疫荧光法、酶联免疫吸附法、血清学诊断或病毒分离鉴定等方法确定病毒类型。细菌培养可判断细菌类型并做药物敏感试验以指导临床用药。

九、普通感冒诊断

根据鼻咽部症状、体征结合外周血象和胸部 X 线阴性检查可作出临床诊断。一般无须病因诊断,特殊情况下可进行细菌培养和病毒分离,或病毒血清学检查等确定病原体,但须与初期表现为感冒症状的其他疾病鉴别。

虽然普通感冒临床诊断很简单,成年人自己就可以判断,但对于婴幼儿诊断就存在一定困难,特别是婴幼儿早期发热的患者,很难区分是病毒感染还是严重的细菌感染。过敏性鼻炎、链球菌感染的咽炎也表现为鼻塞、鼻痒、流涕,与感冒早期症状相似,因此普通感冒诊断需要与相关疾病鉴别。

十、普通感冒鉴别诊断

(一)过敏性鼻炎

起病急骤,常表现为鼻黏膜充血和分泌物增多,伴有突发的连续喷嚏、鼻痒、鼻塞、大量清涕,无发热,咳嗽较少。多由过敏因素如螨虫、灰尘、动物皮毛、低温等刺激引起。如脱离过敏原数分钟至 1~2 小时内症状即消失。检查可见鼻黏膜苍白、水肿、鼻分泌物涂片可见嗜酸性粒细胞增多,皮肤针刺过敏试验可明确过敏原。

(二)流行性感冒

为流感病毒引起,可为散发,时有小规模流行,病毒发生变异时可大规模暴发。起病急,鼻咽部症状较轻,但全身症状较重,伴高热、全身酸痛和眼结膜炎症状。取患者鼻洗液中黏膜上皮细胞涂片,免疫荧光标记的流感病毒免疫血清染色,置荧光显微镜下检查,有助于诊断。近年已有快速血清聚合酶链反应方法检查病毒,可供鉴别。

(三)急性气管-支气管炎

表现为咳嗽、咳痰,鼻部症状较轻,血白细胞可升高,X 线胸片可见肺纹理增强。

(四)急性传染病前驱症状

很多病毒感染性疾病前期表现类似,如麻疹、脊髓灰质炎、脑炎、肝炎、心肌炎等病。患病初期可有鼻塞、头痛等类似症状,应予重视。如果在上呼吸道症状一周内,呼吸道症状减轻但出现新的症状,需进行必要的实验室检查,以免误诊。

十一、普通感冒治疗

（一）对症治疗

普通感冒是由多种病毒、不同机制引发，目前还没有针对如此广泛病因和机制的有效治疗方法。对于有症状患者以缓解症状为目标，可供选择的非处方治疗方法有数百种之多。鼻塞是普通感冒最困扰人的症状，研究显示鼻内或口服减充血剂可有效减轻患者鼻塞症状[80]，第一代抗组胺药如马来酸氯苯那敏因其抗胆碱能作用可有效减轻患者打喷嚏、流涕症状，在抗组胺作用上比第二代抗组胺药更具优势[81]。异丙托铵在多项研究中均显示可有效减轻鼻漏、鼻后滴流[82]。病毒感染后因引起宿主炎症应答而导致普通感冒临床症状核心机制正逐步被认识，也引导我们开始尝试使用抗病毒联合抗感染治疗[83]。最近一项成人鼻病毒感染使用口服氯苯那敏、布洛芬联合鼻内干扰素治疗显著减轻了患者鼻部症状和其他症状。非甾体抗炎药可有效减少发热、咽喉烧灼痛，缓解咳嗽[84]。具有清热解毒和抗病毒作用的中药亦可选用，有助于改善症状，缩短病程，但缺乏高质量临床研究数据[85-86]。口服或局部应用皮质类固醇药物不能有效缓解鼻部症状[87-89]，儿童使用可增加并发急性中耳炎风险[90]。

（二）抗病毒药物治疗

扎那米韦和奥司他韦作为新兴抗流感病毒药物对甲型、乙型流感病毒均有效且副作用少，在症状出现 48 小时内使用可有效缩短病程 1~2 天，目前广泛应用于临床[91-92]。此类药物用于预防合并细菌感染，特别是高危人群预防细菌感染的有效性目前还缺乏证据，但早期使用奥司他韦治疗儿童感冒会显著减少约 40% 儿童急性中耳炎的发生率[93]。金刚烷胺和金刚乙胺对乙型流感病毒无效、治疗期间会快速出现耐药性，副作用显著限制了临床应用[94]。鼻病毒是普通感冒的重要病原体，因此抗鼻病毒药物一度受到极大的关注，20 世纪 80 年代尝试使用干扰素治疗，结果无论是临床还是实验室结果均显示干扰素对鼻病毒感染无效[95-96]。后来发现 ICAM-1 是鼻病毒附着呼吸道上皮细胞的主要受体，开始尝试使用可溶性重组 ICAM-1 来阻断细胞与病毒结合,临床试验结果显示可减轻病毒感染严重性,但作用轻微。目前抗鼻病毒最新研究进展是新型病毒衣壳结合剂 Pleconaril 和人鼻病毒蛋白酶 3C 抑制剂 Rupintrivir[97-99],早期临床试验研究结果显示 Pleconaril 在症状出现后 24~36 小时内口服可将病程缩短 1~1.5 天,对鼻病毒和肠病毒广泛有效[100]。由于目前特效抗病毒药物尚不成熟,因此以对症处理为主,同时戒烟、注意休息、多饮水、保持室内空气流通和预防继发细菌感染。

(三)抗菌药物治疗

尽管抗生素对于病毒无效,仍广泛用于单纯急性上呼吸道感染治疗[101-102],目前已明确普通感冒无需使用抗菌药物。除非有白细胞升高、咽部脓苔、咳黄痰和流鼻涕等细菌感染证据。可根据当地流行病学史和经验用药,可选择口服青霉素,第一代头孢菌素、大环内酯类或喹诺酮类。极少需要根据病原菌选择敏感抗菌药物。

(四)其他治疗

上呼吸道感染所致咳嗽有时在感冒症状好转后仍持续很长一段时间。复方甘草片是临床常用的镇咳祛痰药,其成分中的甘草流浸膏是保护性镇咳祛痰剂,阿片粉有较强镇咳作用;樟脑和八角茴香油可以刺激支气管黏膜反射性增加痰量使痰易于咳出,共同发挥镇咳祛痰作用[103]。维生素 B_2 参与体内多种代谢,维生素 B_2 的磷酸衍生物是某些重要氧化还原酶辅基,对皮肤黏膜和神经系统功能维护有很重要的作用。锌为体内 300 多种酶的重要组成成分,具有促进生长发育等作用,缺乏时生长停滞、伤口不易愈合,维生素 B_2 与葡萄糖锌联合应用可促进上呼吸道黏膜受损部位细胞再生,快速修复感染所致上呼吸道黏膜损伤,恢复正常免疫防御屏障。自 1984 年发达国家就已经关注锌在普通感冒中的治疗作用,但锌在普通感冒中的作用一直没有定论。2014 年印度学者 Meenu Singh 对 1982 年至 2013 年间相关权威研究进行回顾分析,发现感冒症状出现 24 小时内使用锌制剂≥75mg/日的剂量可有效缩短健康人群感冒症状持续时间,对于考虑使用锌的患者建议感冒期间持续使用,关于预防性使用锌由于数据不足无确切建议。使用锌制剂需要注意不良副作用,如口感欠佳和恶心。另有报道显示良好的医患互动也可以有效缓解感冒严重程度、症状持续时间,且客观指标如 IL-8 和中性粒细胞计数也会发生明显变化[104]。

十二、普通感冒预防

感冒病毒多样性阻碍了普通感冒有效的治疗和预防。流感疫苗是目前唯一可以在市场买到的呼吸道病毒疫苗,除了肌肉注射外,近年还研发了鼻内给药的新型疫苗[85-86,105],目前针对呼吸道合胞病毒和副流感病毒的疫苗正在进行早期临床试验[106-108],而鼻病毒因血清学种类繁多无通用抗原,针对鼻病毒的疫苗开发前景渺茫。另有相关研究显示抗病毒药物如奥司他韦可用于季节性或暴露后预防[109-113]。鼻内注射干扰剂可有效预防鼻病毒感染,但长期给药会引起鼻部不良反应,阻碍了这一临床预防途径[114]。鼻内给予免疫球蛋白可减少儿童鼻炎的发生,但还没有鼻黏膜被动免疫的相关研究[115]。另有研究显示,饮酒,特别是红酒可有效预防感冒[116],而社区长期隔离是预防感冒最有效的方法[117]。

加强锻炼、增强体质、生活饮食规律、改善营养、避免受凉和过度疲劳,有助于降低易感性,是预防上呼吸道感染的最好方法。年老体弱易感患者应注意防护,上呼吸道感染流行时应戴口罩,避免在人多的公共场合出入。

参考文献

[1] Office of Population Censuses and Surveys. Morbidity statistics from general practice:4th national study 1991-1992[M]. London:HMSO,1995.

[2] Myint, Steven H and David C Taylor-Robinson. Viral and Other Infections of the Human Respiratory Tract[M]. Springer Netherlands,1996.

[3] 熊长明,程显生. 急性肺栓塞的早期识别和治疗[J]. 中华全科医师杂志,2003, 2(2):80-82.

[4] 温伟,张新超.50 例老年人急性肺栓塞临床特点分析[J]. 中华老年医学杂志,2006, 25(6):431-433.

[5] 黄绍光.急性咳嗽的临床诊断[J].中国实用内科杂志(临床版),2006,26(17): 1325-1327.

［6］ Leuzzi G,Kawamukai K,Lacava N. An unusual foreign body after dental filling［J］. Lung, 2013,191(6):677-678.

［7］ Holzinger F, Beck S, Dini L,Stoter C,Heintze C. The Diagnosis and Treatment of Acute Cough in Adults ［J］. Lung,2013,191(6):677-678.

［8］ 中华医学会呼吸病学分会哮喘学组. 咳嗽的诊断与治疗指南(2015)［J］. 中华结核和呼吸杂志,2016,39(5):323-354.

［9］ Proprietary Association of Great Britain (PAGB). Annual review and report 2002［M］. London:Proprietary Association of Great Britain, 2002:1-30.

［10］ Office of Population Censuses and Surveys. Morbidity statistics from general practice:4th national study 1991-1992［M］. London:HMSO,1995.

［11］ Mäkelä MJ, Puhakka T, Ruuskanen O, et al. Viruses and bacteria in the etiology of the common cold［J］. Clin Microbiol,1998,36:539-542.

［12］ Larson HE, Reed SE, Tyrrell DAJ. Isolation of rhinoviruses and coronaviruses from 38 colds in adults［J］. MedVirol,1980,5:221-229.

［13］ Nicholson KG, Kent J, Hammersley V, Cancio E. Acute viral infections of upper respiratory tract in elderly people living in the community:comparative, prospective,population based study of disease burden［J］. BMJ,1997,315:1060-1064.

［14］ Terho Heikkinen, Asko Järvinen. The common cold［J］. Lancet,2003,361:51-59.

［15］ Fox JP, Hall CE, Cooney MK, Luce RE,Kronmal RA. The Seattle virus watch, 2:objectives, study population and its observation, data processing and summary of illnesses ［J］. Am J Epidemiol,1972,96:270-285.

［16］ Monto AS, Ullman BM. Acute respiratory illness in an American community:the Tecumseh study［J］. JAMA,1974,227:164-169.

［17］ Monto AS, Sullivan KM. Acute respiratory illness in the community:frequency of illness and the agents involved［J］. Epidemiol Infect,1993,110:145-160.

［18］ Monto AS. Studies of the community and family:acute respiratory illness and infection ［J］. Epidemiol Rev,1994,16:351-373.

［19］ Arruda E, Pitkäranta A, Witek TJ Jr, Doyle CA, Hayden FG. Frequency and natural history of rhinovirus infections in adults during autumn［J］. J Clin Microbiol,1997,35: 2864-2868.

[20] Mäkelä MJ, Puhakka T, Ruuskanen O, et al. Viruses and bacteria in the etiology of the common cold[J]. J Clin Microbiol,1998,36:539-542.

[21] van denHoogen BG, de Jong JC, Groen J, et al. A newly discovered human pneumovirus isolated from young children with respiratory tract disease [J]. Nat Med, 2001, 7: 719-724.

[22] Nissen MD, Siebert DJ, Mackay IM, Sloots TP, Withers SJ. Evidence of human metapneumovirus in Australian children[J]. Med J Aust,2002,176:188.

[23] Peret TCT, Boivin G, Li Y, et al. Characterization of human metapneumoviruses isolated from patients in North America[J]. Infect Dis,2002,185:1660-1663.

[24] Drews AL, Atmar RL, Glezen WP, et al. Dual respiratory virus infections[J]. Clin Infect Dis,1997,25:1421-1429.

[25] Johnston SL, Sanderson G,Pattemore PK, et al. Use of polymerase chain reaction for diagnosis of picornavirus infection in subjects with and without respiratory symptoms[J]. Clin Microbiol,1993,31:111-117.

[26] Nokso-Koivisto J, Kinnari TJ, Lindahl P, Hovi T, Pitkäranta A. Human picornavirus and coronavirus RNA in nasopharynx of children without concurrent respiratory symptoms [J]. Med Virol,2002,66:417-420.

[27] Monto AS, Bryan ER, Ohmit S. Rhinovirus infections in Tecumseh, Michigan:frequency of illness and numbers of serotypes[J]. Infect Dis,1987,156:43-49.

[28] Vesa S, Kleemola M, Blomqvist S, et al. Epidemiology of documented viral respiratory infections and acute otitis media in a cohort of children followed from two to twenty-four months of age[J]. Pediatr Infect Dis J,2001,20:574-581.

[29] Mandell GL, Bennett JE, Dolin R, et al. Principles and practice of infectious diseases [J]. Philadelphia:Churchill Livingstone,2000:651-665.

[30] Ball TM, Holberg CJ, Aldous MB, Martinez FD, Wright AL. Influence of attendance at day care on the common cold from birth through 13 years of age[J]. ArchPediatr Adolesc Med,2002,156:121-126.

[31] Wald ER,Dashefsky B, Byers C, Guerra N, Taylor F. Frequency and severity of infections in day care[J]. J Pediatr,1988,112:540-546.

[32] Alho OP, Koivu M,Sorri M, Rantakallio P. Risk factors for recurrent acute otitis media

and respiratory infection in infancy [J]. Int J Pediatr Otorhinolaryngol, 1990, 19: 151-161.

[33] Cohen S, Tyrrell DAJ, Smith AP. Psychologicalstress and susceptibility to the common cold[J]. N Engl J Med, 1991, 325: 606-612.

[34] Nieman DC. Exercise, upper respiratory tract infection, and the immune system[J]. Med Sci SportsExerc, 1994, 26: 128-139.

[35] Nicholson KG. Human influenza. In: Nicholson KG, Webster RG, Hay AJ, eds. Textbook of influenza[J]. Oxford: Blackwell Science, 1998: 219-264.

[36] Winther B, Gwaltney JM Jr, Mygind N, Turner RB, Hendley JO. Sites of rhinovirus recovery after point inoculation of the upper airway[J]. JAMA, 1986, 256: 1763-1767.

[37] Gwaltney JM Jr, Moskalski PB, Hendley JO. Hand-to-hand transmission of rhinovirus colds[J]. Ann Intern Med, 1978, 88: 463-467.

[38] Dick EC, Jennings LC, Mink KA, Wartgow CD, Inhorn SL. Aerosol transmission of rhinovirus colds[J]. J Infect Dis, 1987, 156: 442-448.

[39] Hendley JO, Gwaltney JM Jr. Mechanisms of transmission of rhinovirus infections[J]. Epidemiol Rev, 1988, 10: 243-258.

[40] Gwaltney JM Jr, Hayden FG. Psychological stress and the common cold[J]. N Engl J Med, 1992, 326: 644-645.

[41] Staunton DE, Merluzzi VJ, Rothlein R, et al. A cell adhesion molecule, ICAM-1, is the major surface receptor for rhinoviruses[J]. Cell, 1989, 56: 849-853.

[42] Winther B, Arruda E, Witek TJ, et al. Expression of ICAM-1 in nasal epithelium and levels of soluble ICAM-1 in nasal lavage fluid during human experimental rhinovirus infection[J]. ArchOtolaryngol Head Neck Surg, 2002, 128: 131-136.

[43] Harris JM II, Gwaltney JM Jr. Incubation periods of experimental rhinovirus infection and illness[J]. Clin Infect Dis, 1996, 23: 1287-1290.

[44] Gustafson LM, Proud D, Hendley JO, Hayden FG, Gwaltney JM Jr. Oral prednisone therapy in experimental rhinovirus infections [J]. Allergy Clin Immunol, 1996, 97: 1009-1014.

[45] Naclerio RM, Proud D, Lichtenstein LM, et al. Kinins are generated during experimental rhinovirus colds[J]. Infect Dis, 1988, 157: 133-142.

[46] Welliver RC, Wong DT, Sun M, et al. The development of respiratory syncytialvirus-specific IgE and the release of histamine in nasopharyngeal secretions after infection[J]. N Engl J Med,1981,305:841-846.

[47] Volovitz B, Faden H, Ogra PL. Release of leukotriene C4 in respiratory tract during acute viral infection[J]. Pediatr,1988,112:218-222.

[48] Noah TL, Henderson FW, Wortman IA, et al. Nasal cytokine production in viral acute upper respiratory infection of childhood[J]. Infect Dis,1995,171:584-592.

[49] Fritz RS, Hayden FG, Calfee DP, et al. Nasalcytokine and chemokine responses in experimental influenza A virus infection:results of a placebo-controlled trial of intravenous zanamivir treatment[J]. Infect Dis,1999,180:586-593.

[50] Saito T, Deskin RW, Casola A, et al. Respiratory syncytial virus induces selective production of the chemokine RANTES by upper airway epithelial cells[J]. Infect Dis, 1997,175:497-504.

[51] Zhu Z, Tang W, Ray A, et al. Rhinovirus stimulation of interleukin-6 in vivo and in vitro:evidence for nuclear factor B-dependent transcriptional activation[J]. Clin Invest, 1996,97:421-430.

[52] Turner RB,Weingand KW, Yeh CH, Leedy DW. Association between interleukin-8 concentration in nasal secretions and severity of symptoms of experimental rhinovirus colds[J]. Clin Infect Dis,1998,26:840-846.

[53] Patel JA, Jiang Z, Nakajima N, Kunimoto M. Autocrine regulation of interleukin-8 by interleukin-1 in respiratory syncytial virus-infected pulmonary epithelial cells in vitro [J]. Immunology,1998,95:501-506.

[54] Treanor JJ. Influenza virus. In:Mandell GL, Bennett JE, Dolin R, et al. Principles and practice of infectious diseases[J]. Philadelphia:Churchill Livingstone, 2000:1823-1849.

[55] Cherry JD. Adenoviruses. In Feigin RD, Cherry JD, et al. Textbook of pediatric infectious diseases[J]. Philadelphia:W B Saunders, 1998:1666-1684.

[56] Gwaltney JM Jr, Phillips CD, Miller RD, Riker DK. Computed tomographic study of the common cold[J]. N Engl J Med,1994,330:25-30.

[57] Puhakka T, Mäkelä MJ, Alamen A, et al. Sinusitis in the common cold[J]. Allergy Clin Immunol,1998,102:403-408.

［58］Pitkäranta A, Arruda E, Malmberg H, Hayden FG. Detection of rhinovirus in sinus brushings of patients with acute community-acquired sinusitis by reverse transcription-PCR[J]. Clin Microbiol,1997,35:1791-1793.

［59］Heikkinen T. The role of respiratory viruses in otitis media[J]. Vaccine,2000,19 (suppl 1):51-55.

［60］McBride TP, Doyle WJ, Hayden FG, Gwaltney JM Jr. Alterations of the eustachian tube, middle ear, and nose in rhinovirus infection[J]. ArchOtolaryngol Head Neck Surg,1989,115:1054-1059.

［61］Doyle WJ,Skoner DP, Hayden F, et al. Nasal and otologic effects of experimental influenza A virus infection[J]. Ann Otol Rhinol Laryngol,1994,103:59-69.

［62］Gwaltney JM Jr, Hendley JO, Simon G, Jordan WS Jr. Rhinovirus infections in an industrial population, 1: the occurrence of illness [J]. N Engl J Med, 1966, 275: 1261-1268.

［63］Monto AS, Shope TC, Schwartz SA, Albrecht JK. Intranasal interferon-alpha 2b for seasonal prophylaxis of respiratory infection[J]. Infect Dis,1986,154:128-133.

［64］Heikkinen T, Ruuskanen O, Ziegler T, Waris M, Puhakka H. Short-term use of amoxicillin-clavulanate during upper respiratory tract infection for prevention of acute otitis media[J]. Pediatr,1995,126:313-316.

［65］Tapiainen T, Luotonen L, Kontiokari T, Renko M, Uhari M. Xylitol administered only during respiratory infections failed to prevent acute otitis media[J]. Pediatrics,2002, 109:19.

［66］Douglas RG Jr, Lindgren KM, Couch RB. Exposure to cold environment and rhinovirus common cold:failure to demonstrate effect[J]. N Engl J Med,1968,279:742-747.

［67］Nicholson KG, Kent J, Hammersley V, Cancio E. Acute viral infections of upper respiratory tract in elderly people living in the community:comparative, prospective,population based study of disease burden[J]. BMJ,1997,315:1060-1064.

［68］Walsh EE, Falsey AR, Hennessey PA. Respiratory syncytial and other virus infections in persons with chronic cardiopulmonary disease[J]. Am J Respir Crit Care Med,1999, 160:791-795.

［69］Carrat F,Tachet A, Rouzioux C, Housset B, Valleron AJ. Evaluation of clinical case definitions of influenza: detailed investigation of patients during the 1995-1996 epidemic in France[J]. Clin Infect Dis,1999,28:283-290.

[70] Monto AS, Gravenstein S, Elliott M, Colopy M, Schweinle J. Clinical signs and symptoms predicting influenza infection[J]. Arch Intern Med,2000,160:3243-3247.

[71] Johnston SL, Sanderson G, Pattemore PK, et al. Use of polymerase chain reaction for diagnosis of picornavirus infection in subjects with and without respiratory symptoms[J]. J Clin Microbiol,1993,31:111-117.

[72] Nokso-Koivisto J, Kinnari TJ, Lindahl P, Hovi T, Pitkäranta A. Human picornavirus and coronavirus RNA in nasopharynx of children without concurrent respiratory symptoms [J]. Med Virol,2002,66:417-420.

[73] Cox NJ, Subbarao K. Influenza[J]. Lancet,1999,354:1277-1282.

[74] Krilov LR, Lipson SM, Barone SR, et al. Evaluation of a rapid diagnostic test for respiratory syncytial virus (RSV): potential for bedside diagnosis[J]. Pediatrics,1994,93: 903-906.

[75] Monto AS, Rotthoff J, Teich E, Herlocher ML, Truscon R, Yen HL, Elias S, Ohmit SE. Detection and control of influenza outbreaks in well-vaccinated nursing home populations[J]. Clin Infect Dis, 2004 Aug 15,39(4):459-464.

[76] McIntosh K, Halonen P, Ruuskanen O. Report of a workshop on respiratory viral infections: epidemiology, diagnosis, treatment, and prevention[J]. Clin Infect Dis,1993,16: 151-164.

[77] Hall CB, Douglas RG Jr. Clinically useful method for the isolation of respiratory syncytial virus[J]. Infect Dis,1975,131:1-5.

[78] Covalciuc KA, Webb KH, Carlson CA. Comparison of four clinical specimen types for detection of influenza A and B viruses by optical immunoassay (FLU OIA test) and cell culture methods[J]. Clin Microbiol,1999,37:3971-3974.

[79] Heikkinen T, Salmi AA, Ruuskanen O. Comparative study of nasopharyngeal aspirate and nasal swab specimens for detection of influenza[J]. BMJ,2001,322:138.

[80] Sperber SJ, Sorrentino JV, Riker DK, Hayden FG. Evaluation of an alpha agonist alone and in combination with a nonsteroidalantiinflammatory agent in the treatment of experimental rhinovirus colds[J]. Bull N Y Acad Med,1989,65:145-160.

[81] Gwaltney JM Jr, Druce HM. Efficacy of brompheniramine maleate for the treatment of rhinovirus colds[J]. Clin Infect Dis,1997,25:1188-1194.

[82] Hayden FG, Diamond L, Wood PB,Korts DC, Wecker MT. Effectiveness and safety of intranasal ipratropium bromide in common colds:a randomized, double-blind, placebo-controlled trial[J]. Ann Intern Med,1996,125:89-97.

[83] Gwaltney JM Jr. Combined antiviral andantimediator treatment of rhinovirus colds[J]. Infect Dis,1992,166:776-782.

[84] Sperber SJ, Hendley JO, Hayden FG, et al. Effects of naproxen on experimental rhinovirus colds:a randomized, double-blind, controlled trial[J]. Ann Intern Med,1992,117: 37-41.

[85] Nichol KL,Mendelman PM, Mallon KP, et al. Effectiveness of live, attenuated intranasal influenza virus vaccine in healthy, working adults:a randomized controlled trial [J]. JAMA,1999,282:137-144.

[86] Glueck R. Pre-clinical and clinical investigation of the safety of a novel adjuvant for intranasal immunization[J]. Vaccine,2001,20 (suppl 1):42-44.

[87] Gustafson LM, Proud D, Hendley JO, Hayden FG, Gwaltney JM Jr. Oral prednisone therapy in experimental rhinovirus infections [J]. Allergy Clin Immunol, 1996, 97: 1009-1014.

[88] Puhakka T, Mäkelä MJ, Malmström K, et al. The common cold:effects of intranasal fluticasone propionate treatment[J]. Allergy Clin Immunol,1998,101:726-731.

[89] Farr BM, Gwaltney JM Jr, Hendley JO, et al. A randomized controlled trial of glucocorticoid prophylaxis against experimental rhinovirus infection[J]. Infect Dis, 1990, 162: 1173-1177.

[90] Ruohola A, Heikkinen T, Waris M, Puhakka T, Ruuskanen O. Intranasal fluticasone propionate does not prevent acute otitis media during viral upper respiratory infection in children[J]. Allergy Clin Immunol,2000, 106:467-471.

[91] The MIST Study Group. Randomised trial of efficacy and safety of inhaled zanamivir in treatment of influenza A and B virus infections[J]. Lancet,1998,352:1877-1881.

[92] Nicholson KG, Aoki FY, Osterhaus AD, et al. Efficacy and safety of oseltamivir in treatment of acute influenza:arandomised controlled trial[J]. Lancet,2000,355:1845-1850.

[93] Whitley RJ, Hayden FG, Reisinger KS, et al. Oral oseltamivir treatment of influenza in children[J]. Pediatr Infect Dis J,2001,20:127-133.

[94] Hayden FG, Belshe RB, Clover RD, et al. Emergence and apparent transmission of rimantadine-resistant influenza A virus in families[J]. N Engl J Med,1989,321:1696-1702.

[95] Hayden FG, Gwaltney JM Jr. Intranasal interferon-alpha 2 treatment of experimental rhinoviral colds[J]. Infect Dis,1984,150:174-180.

[96] Hayden FG, Kaiser DL, Albrecht JK. Intranasal recombinant alfa-2b interferon treatment of naturally occurring common colds[J]. Antimicrob Agents Chemother,1988,32:224-230.

[97] Schiff GM, Sherwood JR. Clinical activity of pleconaril in an experimentally induced coxsackievirus A21 respiratory infection[J]. Infect Dis,2000,181:20-26.

[98] Kaiser L, Crump CE, Hayden FG. In vitro activity of pleconaril and AG7088 against selected serotypes and clinical isolates of human rhinoviruses[J]. Antiviral Res,2000,47:215-220.

[99] Hsyu PH, Pithavala YK, Gersten M, Penning CA, Kerr BM. Pharmacokinetics and safety of an antirhinoviral agent, ruprintrivir, in healthy volunteers[J]. Antimicrob Agents Chemother,2002,46:392-397.

[100] Hayden FG, Coats T, Kim K, et al. Oral pleconaril treatment of picornavirus-associated viral respiratory illness in adults:efficacy and tolerability in phase II clinical trials [J]. Antivir Ther,2002,7:53-65.

[101] Gonzales R, Malone DC, Maselli JH, Sande MA. Excessive antibiotic use for acute respiratory infections in the United States[J]. Clin Infect Dis,2001,33:757-762.

[102] BArroll, T Kenealy. Antibiotics for the common cold[J]. The Cochrane database of systematic reviews,2002,(3):247.

[103] 吕孙成,尹春丽. 复方甘草片对刺激性干咳的疗效研究[J]. 中国现代临床医学, 2005(10):65-67.

[104] Meenu Singh, Rashmi RDas. Zinc for the common cold[J]. The Cochrane database of systematic reviews,2013 Jun 18,(6):1364.

[105] Belshe RB,Mendelman PM, Treanor J, et al. The efficacy of live attenuated, cold-a-

dapted, trivalent, intranasal influenzavirus vaccine in children[J]. N Engl J Med, 1998,338:1405-1412.

[106] Crowe JE Jr. Respiratory syncytial virus vaccine development[J]. Vaccine,2001,20 (suppl 1):32-37.

[107] Lee MS, Greenberg DP, Yeh SH, et al. Antibody responses to bovine parainfluenza virus type 3 (PIV3) vaccination and human PIV3 infection in young infants[J]. Infect Dis,2001,184:909-913.

[108] Skiadopoulos MH, Tatem JM, Surman SR, et al. The recombinant chimeric human-parainfluenza virus type 1 vaccine candidate, rHPIV3-1cp45, is attenuated, immuno-genic, and protective in African green monkeys[J]. Vaccine,2002,20:1846-1852.

[109] Dolin R, Reichman RC, Madore HP, et al. A controlled trial of amantadine and riman-tadine in the prophylaxis of influenza A infection[J]. N Engl J Med, 1982, 307: 580-584.

[110] Monto AS, Robinson DP,Herlocher ML, et al. Zanamivir in the prevention of influenza among healthy adults:a randomized controlled trial[J]. JAMA,1999,282:31-35.

[111] Hayden FG, Atmar RL, Schilling M, et al. Use of the selective oral neuraminidase in-hibitor oseltamivir to prevent influenza[J]. N Engl J Med,1999,341:1336-1343.

[112] Hayden FG,Gubareva LV, Monto AS, et al. Inhaled zanamivir for the prevention of in-fluenza in families[J]. N Engl J Med,2000,343:1282-1289.

[113] Welliver R, Monto AS,Carewicz O, et al. Effectiveness of oseltamivir in preventing in-fluenza in household contacts:a randomized controlled trial[J]. JAMA, 2001, 285: 748-754.

[114] Douglas RM, Moore BW, Miles HB, et al. Prophylactic efficacy of intranasal alpha-in-terferon against rhinovirus infections in the family setting[J]. N Engl J Med, 1986, 314:65-70.

[115] Heikkinen T,Ruohola A, Ruuskanen O, et al. Intranasally administered immunoglobu-lin for the prevention of rhinitis in children[J]. Pediatr Infect Dis J, 1998, 17: 367-372.

[116] Takkouche B, Regueira-Mendez C, Garcia-Closas R, et al. Intake of wine, beer, and spirits and the risk of clinical common cold[J]. Am J Epidemiol, 2002, 155:

853-858.

[117] Warshauer DM, Dick EC, Mandel AD, Flynn TC, Jerde RS. Rhinovirus infections in an isolated Antarctic station: transmission of the viruses and susceptibility of the population[J]. Am J Epidemiol,1989,129:319-340.

第二节　流行性感冒

一、概述

流行性感冒（Influenza），简称流感，是由甲型或乙型流感病毒引起的急性呼吸道传染病，其中93%流感患者会表现出咳嗽[1]，被纳入季节性咳嗽范畴。流感传染性强、传播速度快，变异率高、发病率高，人群普遍易感、全球流行，有显著的季节性，北方常在秋冬两季，南方多在冬夏两季[2]。流感病毒可以引起严重的并发症，如重症肺炎或合并其他细菌感染，甚至导致死亡。根据世界卫生组织报告，流感每年可导致5%~10%成人和20%~30%儿童发病[3]，造成全球65万例死亡，相当于流感季节全球每10个人中至少有1人感染流感，每48秒有1人因流感死亡[4]。流感严重威胁大众健康，防控稍有懈怠即可造成突发卫生事件，因此从公共卫生角度对流感进行识别、诊治和防控十分重要。

二、流行病学特征

流感病毒呈球形或丝状，有被膜，属正黏病毒科，为单链 RNA 病毒。病毒表面脂质包膜上的糖蛋白突起是血凝素（H 或 HA）和神经氨酸酶（N 或 NA），这两种糖蛋白在发病机理中均具有重要作用[5]。根据血凝素和神经氨酸酶的差异流感病毒分为不同亚型。抗原变异是流感病毒最独特和显著的特征。根据核蛋白抗原不同将流感病毒分为甲、乙、丙三型，甲型流感病毒和乙型流感病毒是引起大多数疾病流行和暴发的病原体，丙型流感病毒偶尔会引起轻度的上呼吸道症状[6-7]。甲型流感病毒 H 有 16 种，N 有 9 种，H 和 N 蛋白可变组合因此极易发生变异。乙型流感病毒由于其 H 和 N 具有固定抗原特效，因此该病毒没有亚型，尽管如此，自 1970 年以来乙型流感病毒也报道了一些小的抗原变异。丙型流感病毒一般不发生变异。甲型流感病毒常引起大流行,病情较重;乙型流感病毒和丙型流感病毒引起的流行和散发,病情相对较轻[8-10]。

甲型流感病毒表面糖蛋白、血凝素、神经氨酸酶每几年就会有周期性变化,称为抗原转移(antigenic shifts)。在发生抗原转移期间,编码病毒凝血酶和神经氨酸酶的 RNA 片段发生点突变,被称为抗原漂移(antigenic drifts)。抗原转移会在人群中暴发并广泛流行,而抗原漂移仅引起局部的不同程度小暴发[11-12]。流感病毒抗原性变化较快,人类无法获得持久免疫力。流感大流行时无明显季节性。据调查发现人群中青年人发病率最高,老年人死亡率高,其次有心血管疾病和代谢性疾病(如糖尿病)人群死亡率也很高。分析 2009 年流感暴发数据,显示妊娠会增加发病率和死亡率[13],且与第一阶段妊娠相比,孕妇在第二和第三阶段出现流感并发症的风险更高[14]。

感染者呼吸道分泌物中负载有大量流感病毒颗粒,通过打喷嚏、咳嗽等气溶胶形式造成人与人间传播,尤其大颗粒液滴($>5\mu$)可长时间悬浮在空中,近距离($<1m$)接触常常可引起感染[15]。气溶胶传播是流感的一个重要传播途径,另一个重要的传播途径是接触含有呼吸道飞沫污染表面[16]。研究显示病毒释放开始于出现临床症状的 24～48 小时,免疫功能正常的成人病毒平均持续脱落时间约为 5 天,儿童、老人、有基础疾病或免疫功能受损者可持续 10 天或更长时间[17-19]。

三、发病机制与病理

流感病毒主要通过空气中的病毒颗粒人—人传播。流感病毒侵入呼吸道借助 HA 与纤毛柱状上皮细胞和Ⅱ型上皮细胞上表达的唾液酸残基结合进入细胞,导致病毒粒子内吞,进入细胞后与内质网膜融合激活基质蛋白 2(M2)离子通道,M2 使病毒进入宿主细胞核内进行复制、组装、萌芽和分裂,后在 NA 的作用下协助新的病毒从细胞释放,宿主细胞清除病毒的免疫反应可引起细胞变性、坏死与脱落,表现为肺充血、水肿,肺泡内含有纤维蛋白和渗出液,临床出现急性呼吸窘迫。免疫过度或不足均会导致严重后果[20]。

四、临床表现

流感潜伏期一般为 1~2 天,症状突然发作,以至于患者无法确切清楚自己何时发病。临床症状包括高热、发冷、头痛、严重的肌肉酸痛、全身不适和厌食。头痛、肌痛和发烧在多数情况下决定了疾病严重程度。所有横纹肌都会受累,主要有小腿肌(儿童更突出)、椎旁、背部肌肉,甚至眼外肌也会受累,表现为痛苦的眼球运动[21]。上述症状同时可伴有呼吸道疾病表现,如干咳、咽痛和流涕。发烧会在病程第二和第三天逐渐减少、减轻,但可能会持续 4~8 天。在疾病早期,患者面部有充血表现,如水汪汪或(和)红色的眼睛,在之后的恢复期,患者往往以干咳和全身不适为主要症状[22]。流感临床表现多样,以与普通感冒相似的发热性呼吸道疾病的全身症状和体征为主,呼吸道感染症状相对较少,个体感染通常会在几天后恢复。当引起并发症时,或者在孕妇及免疫缺陷的高危人群中会导致死亡[23]。

五、合并症

流感病毒还可引起上呼吸道(鼻、喉、主支气管)、脑、心脏和肌肉的病变从而增加住院率。其中最重要最常见的并发症就是肺炎,尤其高危人群。既往患有心血管疾病和肺部疾病的患者在感染流感病毒之后会迅速出现如发热、咳嗽、呼吸困难等典型流感症状,这时需要高度警惕,以防并发肺炎。原发性病毒性肺炎往往影响双侧肺结构,影像学检查表现为双侧网状或网结节影,伴或不伴实变影,有时双下肺渗出影很难和肺水肿的影像学表现鉴别,胸片很少表现为局部渗出影。高分辨率 CT 通常在支气管血管束周围见多灶性渗出或胸膜下实变影伴或不伴磨玻璃样渗出影[24]。对于流感病毒引起的肺炎严重程度并不能使用肺炎 curb-65 评分或肺炎严重程度指数来评估,这些工具目前尚未在流感大流行方面进行评价和实践[25]。详细的病史采集和体格检查,早期确定患者是否处于妊娠期、有无低血压,年轻患者是否有氧饱和度下降、呼吸频率增快(>25 次/分)及腹泻对于住院诊治方案的制定至关重要。严重的病例会在流感典型症状发生的 2~5 天迅速发展为急性呼吸窘迫综合征和多叶段肺泡浸润影,表现为进行性呼吸困难和严重的低氧血症,低氧血症会导致患者迅速出现呼吸衰竭,这时患者需要紧急气管插管和机械通气[26]。

在 1957 年至 1958 年流感大流行期间,流感继发细菌性肺炎的发生率为 2%～18%[27],与非流感继发细菌性肺炎相比,继发金黄色葡萄球菌感染的发生率增加了 3 倍[28]。最近的研究也确定了耐甲氧西林金黄色葡萄球菌是季节性流感社区获得性肺炎的病原菌[29],其次是肺炎链球菌。继发细菌感染患者常常在典型流感症状之后,再次出现发热、咳嗽和呼吸困难等症状,将缓解期最长延长 2 周。如果影像学显示出现新的实变影,那我们就可以判断流感患者继发细菌性肺炎[30]。

除呼吸系统外,病毒还可对机体其他系统产生影响,如肌肉骨骼、心脏和神经系统。心肌炎和心包炎虽然并不常见,却是严重的并发症,一项前瞻性研究显示在流感人群中有一半无心脏不适的患者心电图会出现异常[31],心肌炎通常在 28 天后恢复,患者射血分数不会降低,心肌功能良好[32]。季节性和流行性流感相关研究还报道了部分患者肌酸激酶不同程度升高,但严重的肌炎和横纹肌溶解症却很少有报道[33-35]。轻度的肌炎、肌红蛋白尿伴小腿或背部肌肉松软主要见于儿童,成人常常表现为行走及站立疼痛。其他罕见的并发症可能会在甲流发生后出现,如格林-巴利综合征、脑炎、急性肝衰竭和雷诺综合征[30]。

六、诊断

流感大多数情况是通过临床表现来诊断,无须实验室检查。特殊情况的流感诊断需要使用核酸检测或快速诊断试剂盒等检测方法确认病原体,很少一部分通过培养来分离病毒[30]。

(一)快速诊断流感测试

这类测试方法主要在区分甲型和乙型流感方面存在差异,目前最广泛应用的检测方法是基于免疫学方法的测试。这类测试可在 30 分钟内快速、简单、有效地检测出患者呼吸道分泌物中的病毒抗原。与其他方法比较,该方法可检测流感病毒抗原并及时筛查疑似流感患者,总体特异性很高。缺点是目前为止不能有效确定甲型流感亚型(如 H1N1 还是 H3N2),且因测试标本和患者因素,其敏感性在各研究中表现出很大的异质性,与细胞培养这一金标准比较其敏感性介于 4.4%~80%之间,通常青年敏感性高于成人,疾病发作时因病毒载量较高,敏感性更高[36-38]。

(二)分子测试

鉴于其他诊断方法的局限性,越来越多的医院诊断实验室将分子测试作为检测流感病毒的金标准。这类测试目前主要基于聚合酶链反应扩增方法,其可同时检测多个目标,提供各种病毒类型及亚型信息,且可快速检测到新的变异或病毒,这一方法在 2009 年流感期就发挥了很好的作用[39]。聚合酶链反应可能比细胞培养更敏感,且可在样本中检测非活性病毒,其敏感性也因取材方法、部位及患者情况存在异质性,其中鼻咽拭子样本灵敏度最高。基于聚合酶链反应的分子检测目前在鉴定流感病毒及床旁检测中取得了很好的效果,如今已有大量获得食品药品监督管理局批准的商用设备供使用[40-42]。

鉴于流感在个体中具有自限性,一般情况无须进行诊断检查。如果检测结果会影响后续临床管理、对特定病毒的治疗启动、其他诊断测试或抗生素治疗,则进行诊断测试。除此之外,在流感高发期,任何年龄的发热、严重呼吸道症状包括合并肺炎的患者无论发病时间如何均需进行检测[43]。

七、治疗

目前用于治疗和预防流感的抗病毒药物最少有 4 种,因为健康、免疫力正常的人体会迅速限制病毒,因此抗病毒药物的抗病毒复制能力的作用有限,甚至在理论上无效。目前研究显示抗病毒药物最大疗效是在症状出现的 24 小时内使用,48 小时后使用没有益处[44]。

(一)隔离

对疑似和确诊患者应进行隔离。

(二)对症治疗

可应用解热药、缓解鼻黏膜充血药、止咳化痰药等。

（三）抗病毒治疗

神经氨酸酶抑制类药物能抑制流感病毒的复制，降低致病性，减轻流感症状、缩短病程、减少并发症，此类药毒性低，不易引起耐药性且患者耐受性好，是目前流感治疗药物中前景最好的一种。奥司他韦，成人剂量每次75mg，每日2次，连服5天，研究表明对流感病毒、禽流感病毒 H5N1 和 H9N2 有抑制作用。扎那米韦，每次 5mg，每日两次，连用 5 天，本品可用于成年患者和 12 岁以上的青少年患者，局部应用后药物在上呼吸道积聚，可抑制病毒复制与释放，无全身不良反应[45]。另外，离子通道 M2 阻滞剂金刚烷胺和金刚乙胺可抑制禽流感病毒株的复制，早期应用可阻止病情发展、减轻病情、改善预后。金刚烷胺成人剂量每日 100～200mg，分 2 次口服，疗程 5 天，但其副作用较多，包括中枢神经系统和胃肠道副作用，肾功能受损者酌情减量，有癫痫病史者忌用。长期用药易产生耐药性，药物敏感试验结果表明，大多数分离到的禽流感病毒（H5N1）对金刚烷胺、金刚乙胺有较强的耐药性[46-47]。

（四）支持治疗和预防并发症

注意休息、多饮水、增加营养，吃易于消化的食物；维持水电解质平衡；密切观察、监测并预防并发症；呼吸衰竭时给予呼吸支持治疗；在继发细菌感染时及时使用抗生素。

八、预后与预防

与病毒毒力、自身免疫状况有关。年老体弱者易患肺炎性流感且病死率较高。单纯型流感预后较好。预防流感的最佳方法是接种流感疫苗。对于重症患者早期抗病毒治疗（<2 天）可有效降低患者发病率和死亡率[48]。

参考文献

[1] Monto AS, Gravenstein S, Elliott M, et al. Clinicalsigns and symptoms predicting influenza infection[J]. Arch Intern Med, 2000, 160: 3243-3247.

［2］ Fleming D, Harcourt S, Smith G. Influenza and adult hospital admissions for respiratory conditions in England［J］. Commun Dis Public Health 1989-2001,2003,6:231-237.

［3］ World Health Organization［M］. Global Influenza Strategy,2019-2030.

［4］ Iuliano AD, Roguski KM, Chang HH, et al. Estimates of global seasonal influenza-associated respiratory mortality:a modelling study［J］. Lancet,2018,391(10127):1285-1300.

［5］ A revision of the system of nomenclature for influenza viruses:a WHO memorandum［M］. Bull World Health Organ,1980,58:585-591.

［6］ Mosnier A, Caini S, Daviaud I, et al. Clinical Characteristics Are Similar across Type A and B Influenza Virus Infections［J］. PLoS One,2015,10:136-186.

［7］ Poon LL, Song T, Rosenfeld R, Lin X, RogersMB, Zhou B, et al. Quantifying influenza virus diversity and transmission in humans［J］. Nat Genet,2016,48:195-200.

［8］ Fuller TL, Gilbert M, MartinV,et al. Predicting hotspots for influenza virus reassortment ［J］. Emerg Infect Dis,2013,19:581-588.

［9］ YKanegae, S Sugita, A Endo,et al. Evolutionary pattern of the hemagglutinin gene of influenza B viruses isolated in Japan:cocirculating lineages in the same epidemic season ［J］. Journal of virology,1990 Jun,64(6):2860-2865.

［10］ Moghadami M. Cocirculating lineages in the same epidemic season［J］. JVirol,1990, 64:2860-2865.

［11］ Webster RG, Kendal AP, Gerhard W. Analysis of antigenic drift in recently isolated influenza A (H1N1) viruses using monoclonal antibody preparations［J］. Virology,1979, 96:258-264.

［12］ Siston AM, Rasmussen SA, Honein MA, et al. Pandemic 2009 influenza A(H1N1) virus illness among pregnant women in the United States ［J］. JAMA, 2010, 303: 1517-1525.

［13］ Paul SWikramaratna, Michi Sandeman, Mario Recker, et al. The antigenic evolution of influenza:drift or thrift? Philosophical transactions of the Royal Society of London［J］. Series B, Biological sciences,2013 Mar 19,368(1614):201-202.

［14］ Siston AM, Rasmussen SA, Honein MA,et al. Pandemic 2009 influenza A(H1N1) virus illness among pregnant women in the United States ［J］. JAMA, 2010, 303: 1517-1525.

[15] Freeman DW, Barno A. Deaths from Asian influenza associated with pregnancy[J]. Am JObstet Gynecol,1959,78:1172-1175.

[16] Bhat N, Wright JG, Broder KR, et al. Influenza-associated deaths among children in the United States, 2003-2004[J]. NEngl J Med,2005,353:2559-2567.

[17] Brankston G,Gitterman L, Hirji Z, et al. Transmission of influenza A in human beings [J]. Lancet Infect Dis,2007,7:257-265.

[18] WongBC,LeeN,LiY,et al. Possible role of aerosol transmission in a hospital outbreak of influenza[J]. Clin Infect Dis,2010,51:1176-1183.

[19] Carrat F,Vergu E, Ferguson NM, et al. Time lines of infection and disease in human influenza: a review of volunteer challenge studies [J]. Am J Epidemiol, 2008, 167:775-785.

[20] Boivin G, Goyette N, Bernatchez H. Prolonged excretion of amantadine resistant influenza a virus quasi species after cessation of antiviral therapy in an immunocompromised patient[J]. Clin Infect Dis,2002,34:23-25.

[21] Herold S, Becker C, Ridge KM, Budinger GR. Influenza virus-induced lung injury: pathogenesis and implications for treatment[J]. Eur Respir J,2015,45:1463-1478.

[22] Weinstock DM,Gubareva LV, Zuccotti G. Prolonged shedding of multidrug-resistant influenza A virus in an immunocompromised patient [J]. N Engl J Med, 2003, 348: 867-868.

[23] Liu W, Peng L, Liu H, Hua S. Pulmonary Function and Clinical Manifestations of Patients Infected with Mild Influenza A Virus Subtype H1N1:A One-Year Follow-Up[J]. PLoS One,2015,10:133-698.

[24] Rello J, Pop-Vicas A. Clinical review:primary influenza viral pneumonia[J]. Crit Care,2009,13:235.

[25] Kloth C, Forler S,Gatidis S, Beck R, Spira D, Nikolaou K, et al. Comparison of chest -CT findings of Influenza virus associated pneumoniain immunocompetent vs. immunocompromised patients[J]. Eur J Radiol, 2015,84:1177-1183.

[26] Minodier L, Charrel RN, Ceccaldi PE, et al. Prevalence of gastrointestinal symptoms in patients with influenza, clinical significance, and pathophysiology of human influenza viruses in faecal samples:what do we know[J]. Virol J,2015,12:215.

[27] Mancinelli L, Onori M, Concato C, et al. Clinical features of children hospitalized with influenza AandB infections during the 2012–2013 influenza season in Italy[J]. BMC Infect Dis,2016,16:6.

[28] Rello J, Rodriguez A, Ibanez P, Socias L, Cebrian J, Marques A, et al. Intensive care adult patients with severe respiratory failure caused by Influenza A (H1N1)v in Spain [J]. Crit Care,2009,13:148.

[29] To KK, Hung IF, Li IW, Lee KL, Koo CK, Yan WW, et al. Delayed clearance of viral load and marked cytokine activation in severe cases of pandemic H1N12009 influenza virus infection[J]. Clin Infect Dis,2010,50:850–859.

[30] Schwarzmann SW, Adler JL, Sullivan RJ, Jr, Marine WM. Bacterial pneumonia during the Hong Kong influenza epidemic of 1968–1969[J]. Arch Intern Med,1971,127:1037–1041.

[31] MohsenMoghadami, MD. A Narrative Review of Influenza: A Seasonal and Pandemic Disease[J]. Iran J Med Sci January,2017,42:1.

[32] Kallen AJ, Brunkard J, Moore Z, et al. Staphylococcus aureus community–acquired pneumonia during the 2006 to 2007 influenza season[J]. Ann Emerg Med,2009,53:358–365.

[33] Rello J, Pop–Vicas A. Clinical review: primary influenza viral pneumonia[J]. Crit Care,2009,13:235.

[34] Ison MG, Campbell V, Rembold C, Dent J, Hayden FG. Cardiac findings during uncomplicated acute influenza in ambulatory adults [J]. Clin Infect Dis, 2005, 40:415–422.

[35] Foulkes W, Rees J, Sewry C. Influenza A and rhabdomyolysis[J]. Infect,1990,21:303–304.

[36] Chen KF, Gaydos C, Rothman RE. Update on emerging infections: news from the Centers for Disease Control and Prevention. Hospitalized patients with novel influenza A (H1N1) virus infection California[J]. Ann Emerg Med,2009,54:732–736.

[37] Kaufman MA, Duke GJ, McGain F, et al. Life–threatening respiratory failure from H1N1 influenza 09 (human swineinfluenza)[J]. Med J Aust,2009,191:154–156.

[38] Chu H, Lofgren ET, HalloranME, et al. Performance of rapid influenza H1N1 diagnostic tests: a meta–analysis[J]. Influenza Other Respir Viruses,2012,6:80–86.

[39] Chartrand C, Leeflang MM,MinionJ, Brewer T, Pai M. Accuracy of rapid influenza diagnostic tests:a meta-analysis[J]. Ann Intern Med,2012,156:500-511.

[40] Nshimyumukiza L, Douville X, Fournier D,et al. Cost-effectiveness analysis of antiviral treatment in the management of seasonal influenza A:point-of-care rapid test versus clinical judgment[J]. Influenza Other Respir Viruses,2016,10:113-121.

[41] Kumar S, Henrickson KJ. Update on influenza diagnostics:lessons from the novel H1N1 influenza A pandemic[J]. ClinMicrobiol Rev,2012,25:344-361.

[42] Teo J, Di Pietro P, San Biagio F, et al. VereFlu:an integrated multiplex RT-PCR and microarray assay for rapid detection and identification of human influenza A and B viruses using lab-on-chip technology[J]. Arch Virol,2011,156:1371-1378.

[43] Tang YW, Lowery KS,Valsamakis A, et al. Clinical accuracy of a PLEX-ID flu device for simultaneous detection and identification of influenza viruses A and B[J]. Clin Microbiol,2013,51:40-45.

[44] Loeffelholz MJ, Pong DL, Pyles RB, Xiong Y, et al. Comparison of theFilmArray Respiratory Panel and Prodesse real-time PCR assays for detection of respiratory pathogens [J]. Clin Microbiol, 2011,49:4083-4088.

[45] Harper SA, Bradley JS, Englund JA, et al. Seasonal influenza in adults and children-diagnosis, treatment, chemoprophylaxis, and institutional outbreak management:clinical practice guidelines of the Infectious Diseases Society of America[J]. Clin Infect Dis, 2009,48:1003-1032.

[46] Stephenson I,Democratis J, Lackenby A, McNally T, Smith J, Pareek M, etal. Neuraminidase inhibitor resistance after oseltamivir treatment of acute influenza A and B in children[J]. Clin Infect Dis,2009,48:389-396.

[47] Schotsaert M, De Filette M, Fiers W, Saelens X. Universal M2 ectodomain-based influenza A vaccines:preclinical and clinical developments[J]. Expert Rev Vaccines,2009, 8:499-508.

[48] AndreaJegerlehner, Nicole Schmitz, Tazio Storni, Martin F Bachmann. Influenza A vaccine based on the extracellular domain of M2:weak protection mediated via antibody-dependent NK cell activity[J]. Journal of immunology,2004 May 01,172(9):5598-5605.

第三节　急性气管-支气管炎

急性气管-支气管炎（acute tracheobronchitis）是由生物、物理、化学刺激或过敏等因素引起的急性气管-支气管黏膜炎症,简称"急性支气管炎"。这类不合并心、肺等基础疾病,无免疫抑制或过度细菌感染的急性气管-支气管炎被定义为单纯性急性支气管炎[1]。急性支气管炎是基层和急诊最常见的疾病之一,临床以咳嗽、咳痰为主要症状,是一种胸片表现无异常的急性上呼吸道感染,咳嗽一般持续3周,伴或不伴咳痰[2]。急性支气管炎常发生在寒冷季节或气候突变时,可由上呼吸道感染迁延所致,多为散发,无流行倾向,年老体弱者易感。病毒感染是其最常见病因,其中常见的有鼻病毒,肠病毒,流感病毒A、B,副流感病毒,冠状病毒,人肺炎病毒和呼吸道合胞病毒[3]。但由于病毒培养和相关血清学检查在临床并不常规进行,因此急性支气管炎临床很少鉴定病原菌,另有约1%～10%的急性气管-支气管炎是由细菌感染引起,一些特定情况下非感染因素也应考虑[3-5]。在排除肺炎、普通感冒、哮喘和慢性阻塞性肺疾病急性发作所致咳嗽后可诊断急性气管-支气管炎,急性支气管炎是一种自限性疾病,当患者咳嗽超过3周则需要考虑如过敏、职业暴露、各类鼻炎、咳嗽变异性哮喘、胃食管反流性病等其他疾病[1]。

一、流行病学

急性气管-支气管炎每年成人人群发病率大于5%,每1000人中就有10人因急性支气管炎就医[6],美国每年就诊次数在1000万以上。据相关统计显示其中66%患者在患病1周内就医,88%会在2周内就诊[7-9]。

二、病因和发病机制

（一）微生物

目前通过培养、抗体血清学检测和聚合酶链反应检测手段发现呼吸道病毒是急性气管炎最常见的病因[10-14]，但因为病毒培养和病毒血清学检测在临床上很少开展，因此急性支气管炎病因一般不予鉴别。在前瞻性的研究中，急性气管炎病原学识别也仅占 16%～30%，只有 10% 以下的合并细菌感染患者会探究病原。目前已知的引起急性支气管炎的病毒有流感病毒（甲、乙）、副流感病毒、呼吸道合胞病毒（respiratory syncytial virus，RSV），还有腺病毒、冠状病毒、鼻病毒、单纯疱疹病毒[15-17]。

流感每年都会爆发，因其传播速度快，人群发病率很高。流感常见症状有乏力（94%），肌肉酸痛（94%），咳嗽（93%）和鼻塞（91%）。相较于流感样疾病，流感患者的咳嗽（93% vs 80%）、发热（68% vs 33%）或咳嗽、发热同时出现（64% vs 33%）[18]更为显著。在某一社区，48 小时内同时出现多个咳嗽和发热症状的患者，那么患者感染流感病毒可能性就很大。呼吸道合胞病毒与成人发病，尤其是老年患者死亡率密切相关，居家幼儿、日托所、老年福利院和疗养院中呼吸道合胞病毒的感染率也很高[19]。在一次急性支气管炎发病中检出流感病毒 30%，呼吸道合胞病毒 20%。96% 呼吸道合胞病毒感染患者表现为剧烈咳嗽，临床症状和血清学检出阳性率分别为 61.2% 和 75%[20]。2002 年 11 月和 2019 年 12 月在中国大陆爆发的由冠状病毒和新型冠状病毒感染引起的严重急性呼吸道综合征（severe acute respiratory syndrome，SARS）和新型冠状病毒感染（corona virus disease）是快速、高度传染性疾病。严重急性呼吸道综合征患者 69% 干咳，85% 有发热，49% 肌痛，42% 表现呼吸困难，仅 2% 有流涕。2019 新型冠状病毒感染患者 87.9% 发热，67.7% 咳嗽，是该类患者最常见症状，而 3.7% 腹泻和 5.0% 呕吐少见，25.2% 的患者至少患有一种基础病。严重急性呼吸道综合征门诊初诊 59% 患者胸片有渗出影，入院后肺部渗出会上升到 98%，2019 新型冠状病毒感染患者 76.4% 胸片有渗出，其中 50.5% 为毛玻璃样浑浊，46.0% 为双侧斑片影[21-22]。冠状病毒、鼻病毒和腺病毒既是上呼吸道感染的病原菌,也是急性支气管炎的病原菌,冠状病毒、鼻病毒和腺病毒感染的主要症状表现为鼻充血、鼻漏和咽炎。与急性支气管炎相关的常见病原体有肺炎支原体、肺炎衣原体、百日咳和副百日咳杆菌。这类病原体在健康成人和青少年患者中检出率仅1%[23],但在校园、社区和军队暴发中,病毒合并支原体、衣原体和百日咳杆菌的检出率高达36%[24]。链球菌、卡他莫拉菌和流感嗜血杆菌在慢性支气管炎急性发作中起一定作用,但作为健康成人上呼吸道常见寄生菌,如果在急性单纯性支气管炎患者痰液中培养出这三种微生物仅代表定植,不作为病原菌考虑[25-27]。

(二)物理、化学因素

冷空气、粉尘、刺激性气体和烟雾(如二氧化硫、二氧化氮、氨气、氯气等)的吸入均可刺激气管-支气管黏膜,引起急性损伤和炎症反应。

(三)过敏反应

常见的吸入致敏原包括花粉、有机粉尘、真菌孢子、动物皮毛排泄物。对细菌的蛋白质成分过敏,钩虫、蛔虫的幼虫在肺内的移行均可引起气管-支气管急性炎症反应。

二、诱发咳嗽的机制

急性支气管炎引发咳嗽的机制是多方面的。首先是因为病毒感染产生的大量促炎症介质(如趋化因子、细胞因子、组胺、缓激肽和前列腺素),这些炎症介质引起气管-支气管黏膜充血、水肿,分泌物增加、气道黏膜损伤、上皮细胞破坏、神经末梢暴露,进而使气道黏膜下咳嗽感受器直接或间接接受刺激增加,咳嗽敏感性增高[28]。另外,因气道上皮细胞受损致使神经内肽酶合成减少,P物质等神经肽类物质降解减少,神经肽生物效应增强,可引起一过性气道高反应性及支气管痉挛[10,15,28-32]。在病毒感染引起的急性支气管炎患者中,大约40%出现短暂性气流受限和气管高反应性,相关研究显示17%病毒感染患者第一秒用力呼气容积(FEV1)可逆性下降15%,支原体和衣原体感染患者FEV1下降更明显,但恢复更快。绝大多数患者气道阻塞和气道高反应会在 6 周内恢复[29]。如果在疾病过程中患者呼吸道症状和气道反应性异常反复发生,就需要警惕哮喘。另有研究显示肺炎衣原体和支原体或病毒是患者发展为哮喘的高危因素,但这一研究结果仍需要大量前瞻性研究进一步证实[33-35]。

三、临床表现

（一）症状

咳嗽是急性支气管炎的主要症状,初为干咳或少量黏液痰,随后痰量增多,咳嗽加剧,偶伴血痰,咳嗽、咳痰可延续 2~3 周。咳痰,即使是脓痰也不是患者合并细菌感染的依据。咳嗽时可伴有胸骨下或胸壁疼痛,伴支气管痉挛,可出现不同程度的胸闷、气促[36-38]。部分患者还表现鼻充血、头痛,发热不是急性支气管炎发病初期的典型症状,但当患者体温超过 37.8℃ 时,就需要警惕流行性感冒和肺炎[39-40]。

（二）体征

肺部听诊可听到喘鸣音,可随咳嗽缓解,这一体征在排除肺炎方面很重要。1/3 轻症患者中有发热[41-42]症状。

四、实验室和其他辅助检查

急性支气管炎诊治一般不需要实验室检查支持。呼吸道病原体可进行快速检测,但对于典型门诊患者,相关指南并不建议进行检测,如果根据病情高度怀疑流感病毒和百日咳杆菌感染,可行相关检测,以免影响病程。生物标志物有助于检出需要使用抗生素的患者,研究显示仅有约 20% 的患者外周血白细胞计数增多,细菌感染者可伴白细胞总数和中性粒细胞百分比升高[43]。虽然大型初级保健试验研究结果显示 C-反应蛋白升高与肺炎发病均有临床相关性,一项前瞻性研究显示 C-反应蛋白<50μg/ml,且无呼吸困难、每日发热即可排除肺炎,但根据 C-反应蛋白水平指导抗生素的使用目前还没有定论[44-45]。降钙素原(PCT)可能有助于区分肺炎和急性支气管炎,但在临床未广泛使用[46]。痰培养可发现致病菌。影像学检查主要用于

排除肺炎,对于生命体征平稳、肺部查体无异常发现的患者,美国胸科医师学会(ACCP)指南不建议进行影像学检查[47]。

表 1. 急性支气管炎需要进行影像学检查指征(ACCP 指南)

呼吸困难,血痰,铁锈色痰
脉搏>100 次/分
呼吸频率>24 次/分
口温>37.8℃
听诊呼吸音低,喘鸣音或语颤增强

五、诊断与鉴别诊断

根据病史、咳嗽和咳痰等呼吸道症状,两肺散在干、湿啰音等体征,结合血象和 X 线胸片可做出临床诊断。病毒和细菌检查有助于病因诊断,需与下列疾病相鉴别[48]。

(一)流行性感冒

起病急骤,发热较高,全身中毒症状(如全身酸痛、头痛、乏力等)明显,呼吸道局部症状较轻。流行病史、分泌物病毒分离和血清学检查有助于鉴别[49]。

(二)急性上呼吸道感染

鼻咽部症状明显,咳嗽轻微,一般无痰。肺部无异常体征,胸部检查正常[50]。

(三)其他

如支气管肺炎、肺结核、肺癌、肺脓肿、麻疹、百日咳等,这些疾病有咳嗽、咳痰的表现,应详细检查,以资鉴别[51]。

六、治疗

急性支气管炎在治疗上主要分为对症治疗和支持治疗,非处方药是一线治疗用药[52]。

（一）对症治疗

止咳药主要通过减轻、减少咳嗽反射发挥作用,分为中枢和外周止咳药。可待因是作用较弱的抑制中枢止咳药,但相关研究显示可待因在减轻咳嗽症状方面作用并不明显[52],美国胸科医师学会指南并不建议将可待因用于急性支气管炎患者[47]。右美沙芬为吗啡合成衍生物,主要抑制延髓咳嗽中枢。相关随机对照研究显示,与安慰剂比较,右美沙芬30mg即可将咳嗽计数降低19%~36%,相当于30分钟内咳嗽减少8~10次,因此右美沙芬可有效缓解急性支气管炎患者的咳嗽[52]。外周止咳药有苯佐那酯,通过抑制肺牵张感受器和感觉神经末梢,进而阻断咳嗽反射传入冲动,起到镇咳作用,研究显示苯佐那酯联合化痰药物愈创甘油醚可有效改善患者咳嗽症状,但单独使用无效。布洛芬和对乙酰氨基酚的作用效果目前还有争议[53]。一项随机对照研究显示,与安慰剂相比,布洛芬在降低急性支气管炎患者咳嗽严重程度和持续时间方面无明显效果。另一项研究则显示布洛芬优于对乙酰氨基酚。另外,相关研究显示虽然减充血剂与抗组胺药联合使用可缓解急性咳嗽,单独使用两个抗组胺药无效,但因其不良反应及高风险(尤其4岁以下儿童风险更高),2008年美国食品药品监督管理局已禁止在止咳药中添加抗组胺成分。目前有两项对照研究显示,蜂蜜可有效缓解1岁以上儿童急性咳嗽。研究显示:与不治疗比较,蜂蜜可有效降低患者咳嗽频率、严重程度,改善睡眠。对于中药治疗急性支气管炎目前还没有足够的数据来推荐或反对[52,54]。

因此,当患者咳嗽无痰或少痰,可用右美沙芬、喷托维林(咳必清)镇咳。咳嗽有痰而不易咳出,可选用盐酸氨溴索、溴己新(必咳平)、桃金娘油提取物化痰,也可雾化帮助祛痰。较为常用的为兼顾止咳和化痰的棕色合剂,也可选用中成药止咳祛痰。

部分急性支气管炎患者病程有一过性气管阻塞和/或气道高反应,对于该类患者是否使用β_2受体激动剂,目前研究并不支持[55]。有两项研究显示使用沙丁胺醇并不能有效降低患者每日咳嗽评分,对患者咳嗽频率及咳嗽持续时间均无明显缓解,仅对部分起病伴有喘息的成人患者有效(排除既往哮喘或慢性阻塞性肺病），但需权衡该类药物震颤、不自在抖动等不良反应[55]。

（二）抗菌药物治疗

虽然急性支气管炎 90% 以上由病毒感染引起，但临床常常使用抗生素。研究显示在 1996 年至 2010 年间，71% 就诊的急性支气管炎患者处方中使用了抗生素，且这一数字仍在增长中[56]。吸烟患者和咳脓痰患者使用抗生素比例更高达 90% 以上，但相关前瞻性研究显示使用抗生素仅会使咳嗽持续时间减少 0.46 天，病程减短 0.64 天，但患者预后没有差异。也就是说脓痰、黄痰、黄绿痰不是细菌感染的指标，反而根据患者咳嗽、咳脓痰开具抗生素会引起诸多不良反应，如恶心、呕吐、头痛、皮疹、阴道炎等[57]。鉴于抗生素对急性支气管炎患者症状、病程改善有限，不良反应增加和潜在增加的抗生素耐药，不推荐急性支气管炎患者使用抗生素。但对于年老及合并有多重并发症的患者需要个体化治疗及进一步研究[57]。

对细菌感染证据充分时应及时使用抗生素，特别是根据症状确诊或高度疑似百日咳者，或近期接触过百日咳患者，建议使用大环内酯类抗生素药物治疗。

（三）一般治疗

多休息、多饮水、避免劳累。

七、预后

多数患者预后良好，少数体质弱者可能迁延不愈，应引起足够重视。

八、预防

增强体质，避免劳累，防止感冒。改善生活卫生环境，防止空气污染。清除鼻、咽、喉等部位的病灶。

回顾 1950 年至 2004 年相关文献发现，在既往急性气管-支气管炎的临床诊断及研究中，对急性气管-支气管炎与普通感冒、慢性支气管炎急性发作甚至是哮喘急性发作没有很好地区分。一旦诊断为急性气管-支气管炎，抗生素治疗是不合理的,也不推荐使用。止咳药可用于缓解短期咳嗽症状,但吸入支气管扩张剂和祛痰药是无效的。儿童和成人确诊或疑似百日咳可给予大环内酯类抗生素治疗,且在初始治疗前 5 天予以隔离。早期治疗可有效减少咳嗽的发生和预防疾病传播,延期治疗会影响治疗效果。咳嗽一旦超过 3 周就要考虑是否由其他疾病引起,如感染后咳嗽、各类鼻炎、鼻窦炎引起的上呼吸道咳嗽综合征、哮喘和胃食管反流疾病。患有基础肺疾病如慢性阻塞性肺病、支气管咳嗽、充血性心衰或免疫系统疾病(如艾滋病)并发急性支气管炎则被称为非单纯急性气管-支气管炎,这类患者并不适用于单纯气管-支气管炎的诊治标准。

表 2. 美国胸科医师学会急性咳嗽指南治疗推荐

美国胸科医师学会急性咳嗽指南建议	证据质量	推荐等级
1. 急性咳嗽、咳痰小于 3 周,在排除肺炎、感冒、哮喘或慢阻肺急性发作等原因后才可诊断为急性支气管炎	好,大量	E/A
2. 疑诊急性支气管炎的患者不需要进行血清学检查、痰液病原菌培养、检测,因临床实践证实很难找到责任病原体	低,好,中	C
3. 急性支气管炎患者咳嗽、咳痰,如缺乏以下症状者考虑肺炎可能性低,即不需要进行胸部影像学检查:(1)心率>100 次/分;(2)呼吸频率>24 次/分;(3)口温>38℃;(4)胸部查体无实变体征,无喘鸣音、湿啰音	低,好	B
4a. 急性支气管炎患者常规使用抗生素不合理,不推荐使用	好	D
4b. 因急性支气管炎患者对抗生素治疗的期望,接诊医生应就不使用抗生素进行单独、详细的解释	好,中	E/B
5. 确诊或疑似百日咳的成人和儿童应予以大环内酯类抗生素治疗,并应从治疗开始起隔离 5 天。在起病几周内应以减轻、减少咳嗽,防止疾病传播为主,且这一时间段治疗效果并不明显	好,大量	A
6a. 大多数确诊急性支气管炎患者不建议常规使用 β_2 受体激动剂	中	D

续表

美国胸科医师学会急性咳嗽指南建议	证据质量	推荐等级
6b. 急性支气管炎咳嗽的成人患者使用 β_2 受体激动剂可能受益	中,小/弱	C
7. 止咳治疗有时有益,适用于短期使用	好,小/弱	C
8. 改善黏液动力药物对咳嗽无明显益处,不推荐使用	弱,好	I
急性单纯支气管炎常见病原体是呼吸道病毒		
咳嗽持续时间超过 2~3 周的成年人中,百日咳杆菌感染率高达 10%~20%。临床特征并不能区分在儿童期接种过百日咳疫苗的成人是否感染百日咳		
短暂的气管高反应性似乎是急性支气管炎性咳嗽的主要机制		
成年人有基础病,伴有或不伴有隐匿性哮喘的急性咳嗽患者诊断急性支气管炎时,排除肺炎是首要目标。如果生命体征没有异常(心率> 100 次/分钟,呼吸频率> 24 次/分钟,口腔体温> 38°C),则发生肺炎的可能性很低		
随机双盲对照试验不支持对急性单纯性支气管炎患者常规使用抗生素治疗		
随机双盲对照试验证实吸入沙丁胺醇可以减少成人并发急性支气管炎咳嗽的持续时间		
干预研究表明,结合医生对患者的教育可有效减少急性支气管炎患者使用抗生素		

参考文献

[1] Gonzales R, Sande M. Uncomplicated acute bronchitis[J]. Ann Intern Med,2000,133:981-991.

[2] Woodhead M, Blasi F, Ewig S, et al. Joint Taskforce of the European Respiratory Society and European Society for Clinical Microbiology and Infectious Diseases. Guidelines for the management of adult lower respiratory tract infections-full version[J]. ClinMicrobiol Infect,2011,17(Suppl 6):1-59.

[3] Clark TW, Medina MJ, Batham S, et al. Adultshospitalised with acute respiratory illness rarely have detectable bacteria in the absence of COPD or pneumonia. viral infection predominates in a large prospective UK sample[J]. Infect,2014,69(5):507-515.

[4] Gencay M, Roth M, Christ-Crain M, et al. Single and multiple viral infections in lower

respiratory tract infection[J]. Respiration,2010,80(6):560-567.

[5] Macfarlane J, Holmes W, Gard P, et al. Prospective study of the incidence, aetiology and outcome of adult lower respiratory tract illness in the community [J]. Thorax, 2001, 56 (2):109-114.

[6] Armstrong G, Pinner R. Outpatient visits for infectious diseases in the United States:1980 through 1996[J]. Arch Intern Med,1999,159:2531-2536.

[7] S M Schappert. Ambulatory care visits to physician offices, hospital outpatient departments, and emergency departments:United States, 1997. Vital and health statistics[J]. Series 13, Data from the National Health Survey,1999 Nov,(143):1-39.

[8] Gonzales R, Wilson A, Crane L, et al. What's in a name? Public knowledge, attitude, and experiences with antibiotic use for acute bronchitis[J]. Am J Med,2000,108:83-85

[9] Adams P, Hendershot G, Marano M, eds. Current estimates from the National Health Interview Survey, United States, 1996. Hyattsville, MD:US Department of Health and Human Services, Public Health Service, Office of Health Re-search, Statistics, and Technology[J]. National CenterforHealth Statistics,1999.

[10] Boldy DA, Skidmore SJ, Ayres JG. Acute bronchitis in the community:clinical features, infective factors, changes in pulmonary function and bronchial reactivity to histamine [J]. Respir Med,1990,84:377-385.

[11] Melbye H, Berdal BP. Acute bronchitis in adults. Clinical findings, micro-organisms and use of antibiotics[J]. Tidsskr Nor Laegeforen,1994,114:814-817.

[12] Macfarlane JT, Colville A, Guion A, Macfarlane RM, Rose DH. Prospective study ofaetiology and outcome of adult lower-respiratory-tract infections in the community[J]. Lancet,1993,341:511-514.

[13] Nicholson KG, Kent J, Hammersley VV, Cancio E. Acute viral infections of upper respiratory tract in elderly people living in the community:comparative, prospective,population based study of disease burden[J]. BMJ,1997,315:1060-1064.

[14] Jonsson JS, Sigurdsson JA, Kristinsson KG, et al. Acute bronchitis in adults. How close do we come to itsaetiology in general practice[J]. Scand J Prim Health Care,1997,15: 156-160.

[15] Hall CB, Geiman JM,Biggar R, et al. Respiratory syncytial virus infection within fami-

lies[J]. N Engl J Med,1976,294:414-419.

[16] Agius G,Dindinaud RJ, Biggar RJ, et al. An epidemic of respiratory syncytial virus in elderly people:clinical and serological findings[J]. Med Virol,1990,30:117-127.

[17] Ramirez-Ronda CH,Fuxench-Lopez Z, Nevarez M. Increased pharyngeal bacterial colonization during viral illness[J]. Arch Intern Med,1981,141:1599-1603.

[18] Monto A, Gravenstein S, Elliot M, et al. Clinicalsigns and symptoms predicting influenza infection[J]. Arch Intern Med,2000,160:3243-3247.

[19] Zambon M, Stockton J, Clewley J, et al. Contribution of influenza and respiratory syncytial virus to community cases of influenza-like illness:an observational study[J]. Lancet,2001,358:1410-1416.

[20] Booth C,Matukas L, Thomlinson G, et al. Clinical features and short-term outcomes of 144 patients with SARS in the greater Toronto area[J]. JAMA,2003,289:2801-2809.

[21] Liu CL, Lu YT, Peng MJ, et al. Clinical and laboratory features of severe acute respiratory syndrome vis-a-vis onset of fever[J]. Chest,2004,126:509-517.

[22] Wadowsky R, Castilla E, Laus S, et al. Evaluation on Chla-mydia pneumoniae and Mycoplasma pneumoniae as etiologic agents of persistent cough in adolescents and adults [J]. Clin Microbiol,2002,40:637-640.

[23] Jackson L, Cherry J, Wang S, et al. Frequency of serologic evidence of Bordetella infections and mixed respiratory infections with other respiratory pathogens in university students with cough illness[J]. Clin Infect Dis,2000,31:3-6.

[24] Henry D, Ruoff G, Rhudy J, et al. Effectiveness of short-course therapy (5 days) with cefuroximeaxetil in treatment of secondary bacterial infections of acute bronchitis[J]. Antimicrob Agents Chemother,1995,39:2528-2534.

[25] McCrory D, Brown C, Gelfand S, et al. Management of acute exacerbation of COPD:a summary and appraisal of published evidence[J]. Chest,2001,119:1190-1209.

[26] Hirschmann J. Antibiotics for common respiratory tract infections in adults[J]. Arch Intern Med,2002,162:256-264.

[27] Williamson H. Pulmonary function tests in acute bronchitis:evidence for reversible airflow obstruction[J]. FamPract,1987,25:251-256.

[28] Melbye H,Kongerud J, Vorland L. Reversible airflow limitation in adults with respiratory

infection[J]. Eur Respir J,1994,7:1239-1245.

[29] Hall W, Hall C, Speers D. Respiratory syncytial virus infection in adults:clinical, virologic, and serial pulmonary function studies[J]. Ann Intern Med,1978,88:203-205.

[30] Hall W, Hall C. Clinical significance of pulmonary function tests:alterations in pulmonary function following viral respiratory infection[J]. Chest,1979,76:458-465.

[31] Little J, Hall W, Douglas RJ, et al. Airway hyperreactivity and peripheral airway dysfunction in influenza A infection[J]. Am Rev Respir Dis,1978,118:295-303.

[32] Hallett J, Jacobs R. Recurrent acute bronchitis:the association with undiagnosed bronchial asthma[J]. Ann Allergy,1985,55:568-570.

[33] Hahn D. Chlamydia pneumoniae and the "Dutch Hypothesis."[J]. Chest,2002,122: 1510-1512.

[34] Hahn D, Dodge R, Golubjatnikov R. Association of Chlamydia pneumoniae (strain TWAR) infection with wheezing, asthmatic bronchitis, and adult-onset asthma[J]. JAMA,1991,266:225-230.

[35] Verheij T, Hermans J, Kaptein A, et al. Acute bronchitis:general practitioners' views regarding diagnosis and treatment[J]. FamPract,1990,7:175-180.

[36] P F Adams, G E Hendershot, M A Marano, Centers for Disease Control and Prevention National Center for Health Statistics. Current estimates from the National Health Interview Survey, 1996[J]. Vital and health statistics. Series 10, Data from the National Health Survey,1999 Oct,(200):1-203.

[37] Armstrong G, Pinner R. Outpatient visits for infectious diseases in the United States: 1980 through 1996[J]. Arch Intern Med,1999,159:2531-2536.

[38] Jonsson J, Sigurdsson J,Kristonsson K, et al. Acute bronchitis in adults. How close do we come to its aetiology in general practice [J]. Scand J Prim Health Care, 1997, 15:156-160.

[39] Boldy D, Skidmore S,Ayeres J. Acute bronchitis in the community:clinical features, infective factors, changes in pulmonary function and bronchial reactivity to histamine[J]. Respir Med,1990,84:377-385.

[40] Gencay M, Roth M, Christ-Crain M, et al. Single and multiple viral infections in lower respiratory tract infection[J]. Respiration,2010,80(6):560-567.

［41］Verheij T, Hermans J, Kaptein A, Mulder J. Acute bronchitis：course of symptoms and restrictions in patients' daily activities［J］. Scand J Prim Health Care,1995,13(1)：8-12.

［42］Holm A,Nexoe J, Bistrup LA, et al. Aetiology and prediction of pneu-monia in lower respiratory tract infection in primary care［J］. Br J Gen Pract, 2007, 57(540)：547-554.

［43］Rune Aabenhus, Jens-Ulrik S Jensen, et al. Biomarkers as point-of-care tests to guideprescription of antibiotics in patients with acute respiratory infections in primary care［J］. The Cochrane database of systematic reviews,2014 Nov 06,(11)：10-130.

［44］Held U, Steurer-Stey C, Huber F, Dallafior S, Steurer J. Diagnostic aid to rule out pneumonia in adults with cough and feeling of fever. A valida-tion study in the primary care setting［J］. BMC Infect Dis,2012,12：355.

［45］Werner C Albrich, FrankDusemund, Birgit Bucher, et al. Effectiveness and safety of procalcitonin-guided antibiotic therapy in lower respiratory tract infections in "real life"：an international,multicenter poststudy survey(ProREAL)［J］. Archives of internal medi-cine,2012 May 14,172(9)：715-722.

［46］Braman SS. Chronic cough due to acute bronchitis：ACCP evidence-based clinical prac-tice guidelines［J］. Chest,2006,129：95-103.

［47］Oeffinger KC, Snell LM, Foster BM, Panico KG, Archer RK. Diagnosis of acute bron-chitis in adults：a national survey of family physicians［J］. J Fam Pract, 1997, 45：402-409.

［48］Monto AS, Fleming DM, Henry D, de Groot R, Makela M, Klein T, et al. Efficacy and safety of the neuraminidase inhibitor zanamivir in the treatment of influenza A and B virus infections［J］. J Infect Dis,1999,180：254-261.

［49］Nicholson KG, Kent J, Hammersley V, Cancio E. Acute viral infections of upper respir-atory tract in elderly people living in the community：comparative, prospective,population based study of disease burden［J］. BMJ,1997,315：1060-1064.

［50］Evertsen J, Baumgardner DJ, Regnery A, Banerjee I. Diagnosis and man-agement of pneumonia and bronchitis in outpatient primary care practices［J］. Prim Care Respir J, 2010,19(3)：237-241.

[51] Susan M Smith, Knut Schroeder, Tom Fahey. Over-the-counter (OTC) medications for acute cough in children and adults in community settings[J]. The Cochrane database of systematic reviews,2014 Nov 24,(11):18-31.

[52] Dicpinigaitis PV, Gayle YE, Solomon G, Gilbert RD. Inhibition of cough-reflex sensitivity by benzonatate and guaifenesin in acute viral cough[J]. Respir Med,2009,103 (6):902-906.

[53] Briars LA. The latest update on over-the-counter cough and cold product use in children [J]. JPediatr Pharmacol Ther,2009,14(3):127-131.

[54] Becker LA, Hom J, Villasis-Keever M, vander Wouden JC. Beta agonists for acute cough or a clinical diagnosis of acute bronchitis[J]. Cochrane Database Syst Rev,2015, (9):17-26.

[55] Barnett ML, Linder JA. Antibiotic prescribing for adults with acute bronchitis in the United States, 1996-2010[J]. JAMA,2014,311(19):2020-2022.

[56] Smith SM, Fahey T,Smucny J, Becker LA. Antibiotics for acute bronchitis[J]. Cochrane Database Syst Rev,2014,(3):245.

[57] Altunaiji S, Kukuruzovic R, Curtis N, Massie J. Antibiotics for whooping cough (pertussis)[J]. Cochrane Database Syst Rev,2007,(3):4-404.

第四节　肺炎

患者以咳嗽为主,同时伴有呼吸急促、心动过速、高热,呼吸时伴有胸痛时就应该考虑肺炎。在年龄较大、免疫抑制或患有慢性肺病的患者中,肺炎的表现可能不典型,如无发烧[1]。

一、诊断

正侧位胸部 X 光检查结果可靠,特别是在诊断不确定,患者患有严重疾病或合并症的情况下[1]。白细胞和 C-反应蛋白的结果不是确诊肺炎依据[2]。C-反应蛋白的测量可用于监测患者的病程,但不建议医外治疗患者进行常规测定。研究提示降钙素原检测可能会缩短甚至避免使用抗生素,但因成本问题目前并不建议常规测定降钙素原[3-4]。对院外诊治的社区获得性肺炎患者,痰液检测的敏感性和特异性较低,且研究显示有病原体提示的抗生素治疗并不优于经验治疗[1,4],因此不建议社区获得性肺炎患者进行痰液检测。

二、治疗

临床稳定的社区获得性肺炎患者可在基层治疗。抗生素使用需判断患者是否存在危险因素,即是否需要考虑覆盖更多病原体[1]。抗感染治疗 48 至 72 小时后需要判断临床治疗是否有效,如无效即使继续治疗超过 7 天也不能提高成功率[5]。由于严重不良反应和耐药性,氟喹诺酮类药物仅建议在院外使用。

参考文献

[1] Höffken G, Lorenz J, Kern W, et al.:Epidemiologie, Diagnostik, antimikrobielle Thera-

pie und Management von erwachsenen Patientenmit ambulant erworbenen unteren Atemwegsinfektionen sowie ambulant erworbener Pneumonie – Update 2009. S3 – Leitlinie der Paul – Ehrlich – Gesellschaft für Chemotherapie, der Deutschen Gesellschaft für Pneu – mologie und Beatmungsmedizin, der Deutschen Gesellschaft für Infektiologie und vom Kompetenznetzwerk CAPNETZ[J]. Pneumologie,2009,63:1-68.

[2] Almirall J, Bolibar I, Toran P,et al. :Contribution of C-reactive protein to the diagnosis and assessment of severity of community – acquired pneumonia [J]. Chest, 2004, 125: 1335-1342.

[3] Philipp Schuetz, Beat Müller, Mirjam Christ-Crain, et al. Procalcitonin to initiate or discontinue antibiotics in acute respiratory tract infections[J]. Evidence-based child health: a Cochrane review journal,2013 Jul,8(4):1297-1371.

[4] Levy ML, LeJeune I, Woodhead MA, Macfarlaned JT, Lim WS:Primary care summary of the British Thoracic Society Guidelines for the management of community acquired pneumonia in adults:2009 update. Endorsed by the Royal College of General Practitioners and the Primary Care Respiratory Society UK[J]. Prim Care Respir J,2010,19:21-27.

[5] Dimopoulos G,Matthaiou DK, Karageorgopoulos DE, Grammatikos AP, Athanassa Z, Falagas ME:Short-versus long-course antibacterial therapy for community-acquired pneumonia:a meta-analysis[J]. Drugs,2008,68:1841-1854.

第五节　百日咳

百日咳疫苗接种仅会在最初的几年对人体存在有效免疫,因此成人感染百日咳近年来逐渐受到关注。感染轻症患者往往表现为不典型干咳,在疾病初期的卡他期很难与感冒区别,百日咳患者在 1~2 周时为咳嗽的第二高峰,主要表现为阵发性咳嗽,这种特征性咳嗽可持续 4 周或更长时间[1]。

一、诊断

百日咳病原体鉴定可通过鼻咽部分泌物进行培养,需在 2 周内进行方可靠,聚合酶链反应(PCR)更敏感,可以在发病后 4 周内进行验证,但费用较高[2]。血清学检查可用于疾病晚期病原体的鉴定。所有检测结果需结合临床及相关化验室检查综合评价。

二、治疗

在疾病早期使用阿奇霉素、克林霉素治疗可缩短病程,在疾病后期使用可减少传染性。如家中有 6 个月以下幼儿的接触者建议口服抗生素预防[3]。根据疫苗接种常设委员会(STIKO)指南,百日咳疫苗被强烈推荐接种。百日咳疫苗只能作为组合疫苗被接种。

参考文献

[1] Felix Holzinger, Sabine Beck, LorenaDini, et al. The diagnosis and treatment of acute cough in adults[J]. Dtsch Arztebl Int,2014,111(20):356-363.

[2] Cornia PB, Hersh AL, Lipsky BA, Newman TB, Gonzales R:Does this coughing adolescent or adult patient have pertussis[J]. JAMA,2010,304:890-896.

[3] Altunaiji Sultan M, Kukuruzovic Renata H, Curtis Nigel C, Massie J:Antibiotics for whooping cough (pertussis)[J]. Cochrane Database Syst Rev,2007.

第三章　亚急性咳嗽

美国胸科医师协会(ACCP)将持续时间大于 3 周小于 8 周,胸部影像学大致正常的咳嗽定义为亚急性咳嗽[1]。亚急性咳嗽往往发生在非特异性病毒感染后,具有自愈性,诊断主要依靠病史和体格检查[1-2]。虽然亚急性咳嗽大多可自愈[3],但患者往往因为咳嗽引起的沮丧、易怒、睡眠障碍以及对潜在严重疾病的焦虑而就医[4],长时间咳嗽严重影响患者身心健康及生活质量[5]。另外亚急性咳嗽滥用抗生素的临床问题也很突出,虽然接诊医生意识到患者使用抗生素无效[1],但往往为满足患者强烈意愿而开具抗生素处方[6],由此增加的就医次数和相关医药费用也对社会产生严重的经济影响[7-10]。相关研究结果显示全球每年止咳药花费约 40 亿美元[9],英国相关统计每年最少花费 9.79 亿英镑,其中包括 8.75 亿英镑的生产力损失和1.04 亿英镑医疗费用[10]。多国研究结果显示亚急性咳嗽最常见的原因是感染后咳嗽(PIC),其次是咳嗽变异性哮喘、嗜酸性粒细胞性支气管炎、上气道咳嗽综合征等[11-13],排序因地区差异而不同。

参考文献

[1] Braman SS. Postinfectious cough-ACCP evidence-based clinical practice guidelines[J]. Chest,2006,129(1):138-146.

[2] Irwin RS, Baumann MH, Bolser DC, et al. Diagnosis and management of cough executive summary:ACCP evidence-based clinical practice guidelines[J]. Chest, 2006, 129 (1 Suppl):1-23.

[3] Kwon NH, Oh MJ, Min TH, et al. Causes and clinical features of subacute cough[J].

Chest,2006,129(5):1142-1147.

[4] Kuzniar TJ, Morgenthaler TI, Afessa B, Lim KG. Chronic cough from the patient's perspective[J]. Mayo Clin Proc,2007,82(1):56-60.

[5] French CT, Fletcher KE, Irwin RS. A comparison of gender differences in health-related quality of life in acute and chronic coughers[J]. Chest,2005,127(6):1991-1998.

[6] Samuel Coenen, Barbara Michiels, Paul VanRoyen, et al. Antibiotics for coughing in general practice:a questionnaire study to quantify and condense the reasons for prescribing [J]. BMC family practice,2002 Sep 09,3:16.

[7] Irwin RS. Complications of cough-ACCP evidence-based clinical practice guidelines[J]. Chest,2006,129(1):54-58.

[8] French CL, Irwin RS, Curley FJ, Krikorian CJ. Impact of chronic cough on quality of life [J]. Arch Intern Med,1998,158(15):1657-1661.

[9] Birring SS. Developing antitussives:the ideal clinical trial[J]. Pulm Pharmacol Ther, 2009,22(2):155-158.

[10] Morice AH, McGarvey L, Pavord I; British Thoracic Society Cough Guideline Group. Recommendations for the management of cough in adults[J]. Thorax,2006,61 (Suppl 1):11-24.

[11] Irwin RS, Madison JM. The diagnosis and treatment of cough[J]. N Engl J Med,2000, 343:1715-1721.

[12] Kefang Lai, Ling Lin, Baojuan Liu, et al. Eosinophilic airway inflammation is common in subacute cough following acute upper respiratory tract infection[J]. Respirology,2016 May,21(4):683-688.

[13] Kwon NH,Oh MJ,Min TH,Lee BJ,Choi DC. Causes and clinical features of subacute cough [J]. Chest,2006,129(5):1142-1147.

第一节 感染后咳嗽

1982 年 Poe 等学者报道了 102 例慢性咳嗽病因病例分析,结果显示其中 25%的患者在明确感染后一段时间内会持续出现咳嗽症状,感染后咳嗽的概念由此提出[1]。随着咳嗽研究日益受到重视,2005 年我国《咳嗽的诊断和治疗指南(2005 版)》指出我国亚急性咳嗽最常见病因是感染后咳嗽[2]。2006 年美国胸科协会再次明确感染后咳嗽的定义,即 X 线胸片未见异常,诊断排除肺炎,病程为 3~8 周,可自行缓解[3]。感染后咳嗽强调的是呼吸道感染之后的一段状态,虽然提到"感染"却不能按感染性疾病治疗原则进行诊治。引起感染后咳嗽最常见的病原体是百日咳杆菌,其次是呼吸道病毒,如呼吸道合胞病毒、流感病毒、副流感病毒和腺病毒,肺炎支原体和肺炎衣原体。

一、发病机制

目前认为感染后咳嗽的发病机制是由病毒感染引起的机体免疫反应,增强了咳嗽敏感性[4]。病原体感染气道上皮后,气道上皮细胞释放炎症介质激活机体免疫反应。各类炎性介质刺激咳嗽感受器并引起神经肽的释放。感染及炎症导致气道上皮损伤,损伤后的上皮细胞合成中性内肽酶减少,使得神经肽降解减少。神经肽既可以直接刺激感受器,又可以导致血管通透性增加、气管黏膜充血水肿,间接刺激咳嗽感受器,导致咳嗽高敏状态[5]。瞬时受体电位(TRP)通道蛋白可选择性地激活迷走神经 C-纤维,引起患者和清醒动物的咳嗽。细胞实验结果表明,病毒感染后,病毒蛋白直接与细胞表面 Toll 样受体相互作用诱导炎性介质分泌,上调瞬时感受器电位香草酸受体 1、瞬时感受器电位锚蛋白 1 和钙离子酸敏感离子通道 3 的表达,使咳嗽外周感受器对相关刺激物敏感阈值降低,咳嗽敏感性增高[6]。

不明原因上呼吸道感染急性期患者对吸入辣椒素咳嗽敏感性增高[5]，特别是鼻炎、鼻窦炎患者，其分泌物流入咽、喉部引起上呼吸道感染即可刺激咳嗽感受器导致咳嗽敏感性增高[7]，其增高的咳嗽敏感性可在恢复期4周或更长时间恢复到基线水平[8]。已知病毒性呼吸道感染患者的咳嗽冲动会明显增强，在表现出咳嗽超敏反应的患者中进行功能磁共振成像检查，发现主要与吸入辣椒素后，促进咳嗽的脑干和感觉皮层活动增加，而抑制咳嗽的中枢网络活动减少有关。因此，肺病毒感染后的神经病理生理变化可能会改变中枢网络系统，产生咳嗽感觉增强或者抑制能力减弱的中枢神经控制失衡表现，但是相关的机制还需进一步探讨[9]。

另外相关学者还考虑感染后咳嗽有胃食管反流的参与，虽然病毒感染本身并不引起胃食管反流，但剧烈地咳嗽会产生或增加腹腔压力进而引起或加重反流性疾病[10-11]。感染后咳嗽的发病机制通常是多种因素作用的结果，且有待进一步研究、认识。

二、流行病学特征

成人感染后咳嗽发病率变异性很大，回顾性研究显示，上呼吸道感染的患者发生率为 $11\% \sim 25\%$[12]，肺炎支原体和百日咳杆菌感染暴发期患者发生率为 $25\% \sim 50\%$[13]。前瞻性研究报道上呼吸道感染的患者无感染后咳嗽发生[11,14]。分析这些数据考虑这种变异率可能与各研究对象和部分研究患者既往慢性咳嗽病史有关。幼儿、儿童感染后咳嗽的发生率在 $28\% \sim 57\%$，咳嗽往往会持续21天[15]。

三、诊断

感染后咳嗽是一个排他性诊断。详细询问患者病史、用药史和体格检查均能为最后诊断提供线索。如夏末秋初之际，部队、学龄期儿童或青年人是肺炎支原体杆菌高发人群，在患者急性期或恢复期进行血清学检查有助于感染后咳嗽的诊断[16]。血冷凝集素 $\geq 1:64$，IgM抗体滴度在急性期和恢复期4倍以上增长表明近期有支原体感染[17]。衣原体血清抗体效价 ≥ 4 倍或单次 IgM≥1∶16 或 IgG≥1∶512 对诊断衣原体有意义。单纯依靠感冒、上呼吸道感染的病史和患者症状诊断感染后咳嗽可能会造成嗜酸粒细胞性支气管炎、咳嗽变异性哮喘、胃食管反流性咳嗽的漏诊,这些病因往往会造成所谓的顽固性感染后咳嗽,建议有条件应行支气管激发试验和诱导痰细胞学分析进行筛查[18]。近年百日咳杆菌感染逐渐引起各国学者注意,青少年、成人咳嗽患者出现阵发性咳嗽、咳嗽后呕吐、吸气相喘息等百日咳典型症状,但诊断价值有限,需结合流行病学特征及实验室检查。百日咳血清毒素 IGG(PT-IGG)抗体滴度显著升高 4 倍,即应考虑百日咳感染[19-20]。

四、治疗

感染后咳嗽有自愈性通常会自行缓解,《咳嗽的诊断和治疗指南(2015)》指出在明确咳嗽是继发于感染后,可进行经验性治疗,如治疗无效需要考虑其他病因并参考慢性咳嗽诊断流程进行诊治。考虑炎症反应参与到该疾病发病过程,对于长时间受咳嗽困扰患者,可晨起给予 30~40mg 泼尼松(或同等剂量相关激素)治疗 2~3 周,期间逐渐减量至零可成功缓解咳嗽[12]。2009 年中国的一项前瞻性多中心临床研究证实感染后咳嗽患者使用复方甲氧那明胶囊 2 粒/次,1 日 3 次口服治疗,临床疗效显著,起效快,不良反应轻[21]。在一项小型对照研究中使用异丙托溴铵可有效缓解感染后咳嗽[22]。而中枢镇咳药在临床尚无相关数据及研究。对于治疗无效的患者需要警惕是否为慢性咳嗽相关疾病所引起的咳嗽。目前认为苏黄止咳胶囊对感染后咳嗽治疗有效[23]。

另由肺炎支原体、衣原体感染、流感嗜血杆菌、肺炎链球菌感染后发生的咳嗽,往往临床咳嗽表现迁延,这类咳嗽建议感染早期使用抗生素,支原体、衣原体感染用大环内酯类或喹诺酮类抗生素[24],革兰氏阳性球菌使用阿莫西林或头孢菌素类有效[25-26]。百日咳早期开始使用大环内酯类抗生素治疗不仅能有效缓解症状、缩短病程,还可降低疾病传染性[27-28],迁延期(非卡他期)患者则不建议抗生素治疗[29]。

感染后咳嗽最常见原因是病毒感染后引起的气道非特异性炎症,少数出现一过性气道高反应性。其次是百日咳杆菌、支原体、衣原体等呼吸道病原体感染。感染后咳嗽在临床常见,也容易误诊误治造成大量医疗资源和药物浪费,因此十分有必要正确认识感染后咳嗽的特征和诊治。

参考文献

[1] Poe RH, Israel RH, Utell MJ, et al. Chronic cough: bronchoscopy or pulmonary function testing[J]. Am Rev Respir Dis, 1982,126(1):160-162.

[2] 中华医学会呼吸病学分会哮喘学组. 咳嗽的诊断与治疗指南(草案)[J]. 中华结核和呼吸杂志,2005,28(11):738-744.

[3] Braman SS. Postinfectious cough: ACCP evidence based clinical practice guidelines[J]. Chest,2006,129(1 Suppl):138-146.

[4] Omar S, Clarke R, Abdullah H, et al. Respiratory virus infection up regulates TRPV1, TRPA1 and ASICS3 receptors on airway cells[J]. PLoS One,2017,12(2):171-681.

[5] Taylor-Clark TE. Role of reactive oxygen species and TRP channels in the cough reflex [J]. Cell Calcium,2016,60(3):155-162.

[6] Pappas DE, Hendley JO, Hayden FG, et al. Symptom profile of common colds in school aged children[J]. Pediatr Infect Dis J,2008,27(1):8-11.

[7] Curley FJ, Irwin RS, Pratter MR, et al. Cough and the common cold. Am Rev Respir Dis,1988,138:305-311.

[8] O'Connell F, Thomas VE, Studham JM, et al. Capsaicin cough sensitivity increases during upper respiratory infection. Respir Med,1996,90:279-286.

[9] 李凤英,邓政. 病毒感染后咳嗽发病机制的研究进展[J]. 中华结核和呼吸杂志, 2022,45(02):213-217.

[10] Mello CJ, Irwin RS, Curley FJ. Predictive values of the character, timing, and complications of chronic cough in diagnosing its cause. Arch Intern Med,1996,156:997-1003.

[11] Pratter MR, Bartter T, Akers S, et al. An algorithmic ap-proach to chronic cough. Ann Intern Med,1993,119:977-983.

[12] Poe RH, Harder RV, Israel RH, et al. Chronic persistent cough: experience in diagnosis and outcome using an ana-tomic diagnostic protocol. Chest,1989,95:723-728.

[13] Davis SF, Sutter RW, Strebel PM, et al. Concurrentout breaks of pertussis and Myco-

plasma pneumoniae infection: clinical and epidemiological characteristics of illnesses manifested by cough. Clin Infect Dis,1995,20:621-628.

[14] Smyrnios NA, Irwin RS, Curley FJ. Chronic cough with a history of excessive sputum production:the spectrum and frequency of causes, key components of the diagnostic eval -uation, and outcome of specific therapy. Chest,1995,108:991-997.

[15] Grayston JT. Chlamydia pneumoniae (TWAR) infections in children. Pediatr Infect Dis J,1994,13:675-684.

[16] Sidney S. Braman, MD, FCCP. Postinfectious Cough ACCP Evidence-Based Clinical Practice Guidelines. Chest,2006,129(1 Suppl):138-146.

[17] Uehara s,Sunakawa K,Eguchi H,Ouchi K,Okada K, Kurosaki T,Suzuki H,Tsutsumi H, Haruta T,Mitsuda T,Yamazaki T. Japanese guidelines for the management of respiratory infections diseases in children 2007 with focus on pneumonia[J]. Pediatr Int,2011,53 (2):264-276.

[18] L ai KF,Lin L,Liu BJ,Chen RC,Tang Y,Luo W,Chen QL. Eosinophilic airway inflam- mation is common in subacute cough following acute upper respiratory tract infection[J]. Respirology, 2015.

[19] Rutledge RK,Keen Ec. Images in clinical medicine. Whooping cough in an adult[J]. N Engl J Med,2012,366(25):39.

[20] Comia PB,Hersh AL,Lipsky BA,Newman TB,Gonzales R. Does this coughing adoles- cent or adult patient have pertussis[J]. JAMA,2010,304(8):890-896.

[21] 周新,包婺平,瞿介明,朱惠莉,邓伟吾,万欢英,郭雪君,邱忠民,任振义. 复方甲氧 那明治疗感染后咳嗽的有效性和安全性多中心临床研究[J]. 国际呼吸杂志, 2011,31(23):1761-1765.

[22] Holmes PW, Barter CE, Pierce RJ. Chronic persistent cough:use of ipratropium bromide in undiagnosed cases following upper respiratory tract infection. Respir Med,1992,86: 425-429.

[23] 燕萍,晁燕,苗青,赵丹,林琳,孙增涛,李素云,徐艳, 沈霖,黄继汉,寇秋爱,晁恩祥. 苏黄止咳胶囊治疗感冒后咳嗽的随机对照研究[J]. 中国中西医结合杂志,2008,28 (8):698-701.

[24] 中华医学会呼吸病学分会哮喘学组.咳嗽的诊断与治疗指南(2009 版)[J].中华结

核和呼吸杂志,2009,32(6):407-413.

[25] 192Chang AB,Oppenheimer JJ,Weinberger M,Rubin BK,lrwin RS. Children with chronic wet or productive cough-treatment and investigations:a systematic review[J]. Chest, 2015.

[26] 19Marchant J,MastersIB,Champion A,Petsky H,Chang AB. Randomised controlled trial of amoxycillin clavulanate in children with chronic wet cough[J]. Thorax, 2012, 67(8): 689-693.

[27] Gibson PG,Chang AB,Glasgow NJ,Holmes PW,Katelaris P, Kemp AS,Landau L1, Maszone S,Newcombe P,Van Asperen P. Vertigan AE. CICADA:Cough in Children and Adults:Diagnosis and Assessment. Australian cough guidelines summary statement [J]. Med J Aust, 2010,192(5):265-271.

[28] Bergquist S0,Bemander S,Dahnsjo H,Sundelof B. Erythromycin in the Treatment of pertussis:a study of bacteriologic and clinical effects[J]. Pediatr Infect Dis J,1987,6(5): 458-461.

[29] Altunaiji Sultan M,Kukuruzovic Renata H,curtis Nigel c,Massie J. Antibiotics for whooping cough(pertussis)[J]. Cochrane Database Syst Rev,2007(3):4-404.

第二节 咳嗽变异性哮喘

咳嗽变异性哮喘（cough variant asthma，CVA），又称咳嗽性哮喘（cough type asthma），曾被称为过敏性哮喘、过敏性支气管炎、过敏性咳嗽、隐匿性哮喘、咳嗽性哮喘。1972年Gluser首次报道了5例仅有发作性夜间干咳，没有喘息症状的患者，并将这种症状命名为变异性哮喘[1]。1979年，Corrao等人[2]进一步对以咳嗽为唯一症状的患者进行研究，其表现为气道高反应性并对支气管扩张剂反应良好，这种哮喘的临床变异被称为咳嗽变异性哮喘。《咳嗽的诊断与治疗指南（2009版）》[3]定义咳嗽变异性哮喘是一种特殊类型的哮喘，咳嗽是其唯一或主要临床表现，通常表现为剧烈刺激性干咳，以夜间为著，无明显喘息、气促等症状或体征，但有气道高反应性。感冒、冷空气、灰尘、油烟等容易诱发或加重咳嗽。

由于咳嗽变异性哮喘以咳嗽为唯一症状，故临床特点缺乏特异性，误诊率非常高。因此咳嗽变异性哮喘的早期诊断和早期治疗对预防哮喘具有非常重要的意义[1]。

一、发病机制

咳嗽变异性哮喘的发病机制尚未完全阐明，有关研究表明，咳嗽变异性哮喘与典型哮喘的发病机制相似，与气道炎症、气道重塑、气道高反应性及神经机制相关。

1. 气道炎症

气道的慢性炎症是典型哮喘的主要特征之一，有研究发现咳嗽变异性哮喘患者的气道炎症与典型哮喘患者相似。De Diego等[4]通过研究典型哮喘与咳嗽变异性哮喘之间的一些气道炎症标志物及其与气道高反应性和咳嗽敏感度的相关性，发现咳嗽变异性哮喘与典型哮喘患者有相似的气道炎症标志物。然而,在咳嗽变异性哮喘患者中,气道高反应性与咳嗽敏感度无明显相关,但与白细胞介素-5(IL-5)水平密切相关,而在典型哮喘患者中,气道高反应性与咳嗽敏感度、诱导痰嗜酸性粒细胞(EOS)水平呈负相关。另有研究表明,咳嗽变异性哮喘与典型哮喘患者诱导痰中的 IL-5、EOS 水平明显高于健康对照者,不过这些炎症指标水平在咳嗽变异性哮喘与典型哮喘患者之间并无显著差别[5]。以上这些支持了咳嗽变异性哮喘与典型哮喘气道炎症相似这个观点。

2. 气道重塑

气道重塑是哮喘的重要病理特征,Niimi 等[6]通过支气管黏膜活检来研究典型哮喘、咳嗽变异性哮喘和健康成人的气道,发现了典型哮喘和咳嗽变异性哮喘两组的支气管黏膜下层厚度大于健康对照组,而典型哮喘组又大于咳嗽变异性哮喘组。近年来 Matsumto 等[7]通过高分辨率 CT 研究,结果显示咳嗽变异性哮喘患者的支气管黏膜厚度大于非哮喘性慢性咳嗽患者及健康对照者。另外,在钟雪莺等[8]研究中,通过高分辨率 CT 也证实了咳嗽变异性哮喘患者的支气管黏膜厚度大于健康对照者。这些结果表明咳嗽变异性哮喘与典型哮喘一样,也存在气道重塑。

3. 气道高反应

气道高反应性是典型哮喘的基本特征,而且这种特征也存在于咳嗽变异性哮喘中。将咳嗽变异性哮喘、典型哮喘和健康对照者作为研究对象,发现前两者的组胺气道激发试验和使 FEV_1 下降 20% 的激发试验药物剂量(PD_{20}-FEV_1)都低于健康对照者,而在咳嗽变异性哮喘与典型哮喘患者之间并无显著差别。该研究提示,与典型哮喘患者相比,咳嗽变异性哮喘患者经短期吸入糖皮质激素治疗后,气道高反应性有了明显改善,不过对于多数咳嗽变异性哮喘患者而言,为了完全控制气道炎症,长期吸入糖皮质激素治疗是必不可少的。这一现象的原因可能是两者气道重塑程度不同,不过具体原因还有待于更深的研究[4-5]。

4. 神经机制

神经因素是哮喘发病的重要环节之一。哮喘与抑制性非肾上腺素能非胆碱能、兴奋性非肾上腺素能非胆碱能(i-NANC、e-NANC)失衡有关，e-NANC 是一种无髓鞘感觉神经系统，其神经递质主要是 P 物质(SP)、神经激肽(NK)、降钙素基因相关肽(CGRP)，P 物质可能在咳嗽变异性哮喘发病中起着重要作用[9]。不过另有研究者研究血浆 P 物质水平得出不完全一致的结论，发现哮喘性咳嗽与非哮喘性咳嗽患者的血浆 P 物质水平高于健康对照者，不过 P 物质水平在前两者间无明显差异，认为 P 物质水平可能与哮喘性咳嗽患者的气道敏感度(醋甲胆碱的阈剂量)密切相关[10]。

5. 阈值假说

有学者认为咳嗽变异性哮喘只咳不喘，是因这类患者的喘息阈值高于典型哮喘患者，故不出现喘息症状。亦有学者认为咳嗽变异性哮喘患者气道黏膜下咳嗽感受器的兴奋阈值降低，对各种刺激的敏感性增高时喘息阈值也增高，当病情发作时，各种致病因子诱发支气管痉挛后出现以咳嗽为主的临床表现。

此外，许多学者还提出咳嗽变异性哮喘与遗传学因素、免疫学因素、环境理化因素及很多触发因素(如化学刺激物、冷空气刺激或运动等)等密切相关，尚待进一步研究[11]。

二、流行病学特征

咳嗽变异性哮喘以咳嗽为唯一或主要临床表现，通常为剧烈刺激性干咳，以夜间为著，无明显喘息、气促等症状或体征。感冒、冷空气、灰尘、油烟等容易诱发或加重咳嗽。儿童发病率较高，已发现 30% 以上的儿童干咳与咳嗽变异性哮喘有关。在成人中，咳嗽变异性哮喘发病年龄较典型哮喘高，约有 13% 患者年龄大于 50 岁，中年女性较多见。约 50%～80% 的儿童咳嗽变异性哮喘可发展为典型哮喘，约 10%～33% 的成人咳嗽变异性哮喘也可发展为典型哮喘，咳嗽变异性哮喘可视为哮喘的前驱表现。

三、诊断

咳嗽变异性哮喘的诊断需要综合考虑以下临床特点：对常规抗感冒、抗感染治疗无效;支气管激发试验或支气管扩张试验阳性;支气管扩张剂治疗可以有效缓解咳嗽症状。

中国《咳嗽的诊断和治疗指南(2009 版)》[3] 中对于咳嗽变异性哮喘诊断标准为:慢性咳嗽,常伴有明显的夜间刺激性咳嗽;支气管激发试验阳性,或呼气峰流速日间变异率大于 20%,或支气管扩张试验阳性;支气管舒张剂有效。

日本学者曾提出过系统的诊断标准[12]。必备条件:阵发性咳嗽持续>8周,不伴有喘息和呼吸困难;双肺听诊未闻及哮鸣音;肺功能检查大多正常,支气管激发试验阳性,如发现小气道阻塞,则支气管舒张试验阳性或呼气流量峰值(PEF)昼夜波动率≥20%;β_2 受体激动剂、茶碱类等支气管舒张剂和激素治疗有效。参考条件:咳嗽多在夜间发作,可因吸入冷空气或运动诱发;患者既往有过敏性疾病史或家族史;血嗜酸粒细胞增高,血清免疫球蛋白 E 增高;抗组胺药或吸入色甘酸钠治疗有效;镇咳药物治疗无效。

美国胸科医师协会(ACCP)特别指出确诊咳嗽变异性哮喘有时较困难,因为这类患者的体征及肺功能可能完全正常,在这种情况下应当进行支气管激发试验以证实有无气道高反应性,从而协助诊断咳嗽变异性哮喘[13]。需要注意的是对可疑有咳嗽变异性哮喘但根据临床表现和普通肺功能检查尚不能确诊咳嗽变异性哮喘的患者应当进行支气管激发试验,且必须在使用支气管舒张剂后咳嗽缓解的前提下才能确立诊断。支气管激发试验是诊断咳嗽变异性哮喘的关键指标,单纯依赖临床表现来诊断咳嗽变异性哮喘的特异性和敏感性只有 60%~80%[14]。

此外,还应与临床中常见的:胃-食管反流、鼻后滴流综合征、血管紧张素转换酶抑制剂(ACEI)类药物所致咳嗽、嗜酸粒细胞性支气管炎、心因性咳嗽、变应性咳嗽等疾病进行鉴别。

四、治疗

由于近 30%咳嗽变异性哮喘患者可能在数年内发展为典型哮喘,故咳嗽变异性哮喘的早期诊断和治疗尤为重要,因此美国胸科医师学会建议,如果慢性咳嗽患者存在可逆性气道阻塞,应予以经验性的抗哮喘治疗[13];一旦确诊为咳嗽变异性哮喘的患者应尽早进行规范的抗哮喘治疗,即吸入支气管舒张剂和激素(A 类证据)。尽管咳嗽变异性哮喘的发病机制不甚清楚,但其基本病变为气道慢性炎症反应,治疗上与典型哮喘相似,即控制气道炎症、缓解支气管痉挛等。目前常用药物有以下几类。

1. 抗炎药物

(1)激素:以吸入给药为主,吸入激素可有效抑制气道内炎性细胞数量及其活性,由于是在气道局部发挥作用,可明显降低全身用药的不良反应。据 Tinkel man 等[15]报道,布地奈德粉吸入剂 100～800μg,每天 2 次,用药 6周,治疗哮喘有效。多项研究[16-17]报道咳嗽变异性哮喘患者早期应用激素其远期治愈率优于非激素组,足程用药组优于间断用药组,且早期用药可能会延缓咳嗽变异性哮喘向典型哮喘发展。2003 年中华医学会呼吸病学分会哮喘学组建议缓解期的哮喘患者应继续吸入维持量激素至少 3～6 个月[18]。美国胸科医师学会指出对于吸入激素无效者应尽早进行气道炎症的评估,如果证实气道持续性嗜酸粒细胞增多则应进行更积极的抗感染治疗(B 类证据)。对于病情严重的咳嗽变异性哮喘患者可考虑予以 1～2 周的短期全身激素治疗,此后改为吸入激素治疗(B 类证据)[13]。

(2)色甘酸钠和奈多罗米钠:通过抑制肥大细胞脱颗粒起到抗炎作用,同时可减弱呼吸性神经元反射,对嗜酸粒细胞和中性粒细胞在肺上皮的积聚具有一定的抑制作用。此类药物无支气管舒张作用,可作为预防性用药。

(3)白三烯调节剂:该类药物包括白三烯受体拮抗剂(孟鲁斯特和扎鲁斯特)和 5-脂氧合酶抑制剂(zileuton)。属于较新的控制气道炎症药物,对于吸入支气管舒张剂难以缓解的咳嗽变异性哮喘患者,该药可与类固醇交替治疗。美国胸科医师学会指出对于吸入激素及支气管舒张剂效果不佳者,在排除了存在并发症及其他疾病的前提下,可在治疗升级前加用该类药物(B 类证据)[19]。

2. 支气管舒张剂

(1)β_2 受体激动剂:适用于各种程度的咳嗽变异性哮喘患者。目前多采用定量吸入剂或溶液雾化治疗,此类药物的最大优点是能迅速解除支气管痉挛,临床常用药物有沙丁胺醇、特布他林、吡布特罗,但药效只能维持4～6h。其不良反应主要有震颤、心动过速。β$_2$受体激动剂可以作为轻度咳嗽变异性哮喘的一线用药,但同时长期、大量使用β$_2$受体激动剂可使机体β$_2$受体数量减少或敏感性降低,因此建议按需短期使用。

(2)茶碱类药物:通过松弛支气管平滑肌,兴奋呼吸中枢、增强膈肌运动、抗炎等而发挥药物作用。主要作用机制为:抑制磷酸二酯酶活性;阻断腺苷受体;降低细胞内钙离子的浓度;增加内源性儿茶酚胺的浓度;抑制肥大细胞释放炎性介质等。其治疗浓度范围有限,因此必须监测血或尿中的茶碱浓度并调整剂量,以免发生严重的不良反应。其血药浓度应维持在5～15μg/ml,当血药浓度>30μg/ml时可以引起严重中毒。

(3)抗胆碱能药物:吸入阿托品或溴化异丙托溴铵,通过降低迷走神经张力、减少环磷酸鸟苷(cGMP)产量使支气管平滑肌舒张。吸入溴化异丙托溴铵的循环吸收量极少,且无明显中枢神经系统及全身不良反应,并且与β$_2$受体激动剂、激素、茶碱具有协同作用。

参考文献

[1] 周宝银,陈坤,何卉,等.祛风活血化瘀止咳疗法治疗咳嗽变异性哮喘临床观察[J].中国中医急症,2013,22(5):779-780.

[2] Corrao WM, Braman SS, Irwin RS. Cough as the sole presenting manifestation of bronchial asthma[J]. N Engl J Med,1979,300:633-637.

[3] 咳嗽的诊断与治疗指南(2009版)[J].中华全科医师杂志,2009(09):608-613、623、644.

[4] De Diego A,Martinez E,Perpifid M,et al,Airway inflammation amt cough sensitivity in coughvariant asthma[J].Allergy,2005,60(11):1407-1411.

[5] Shimoda T,Obase Y,Kishikawa R,et al. The fractional exhaled nitricoxide and serum high sensitivity Creactive protein levels in cough variant asthma and typical bronchial asthma[J].Allergol Int,2013,62(2):251-257.

[6] Niimi A,Matsumoto H,Minakuchi M,et al. Airway remodelling in coughvariant asthma

[J]. Lancet,2000,356(9229):564-565.

[7] Matsumoto H,Niimi A,Tabuena RP,et al. Airway wall thickening in patients with cough variant asthma andnonasthmatic chronic cough [J]. Chest,2007,131(4):1042-1049.

[8] 钟雪莺,黄炎明,温玉婷.生物标志物、cT评价咳嗽变异性哮喘气道重塑的研究[J]. 中国当代医药,2013,20(18):15-17.

[9] Lee SY,Kim MK,Shin C,et al. Substance Pimmunoreactive nerves in endobronchial biopsies in coughvariant asthma and classic asthma[J]. Respiration,2003,70(1):49-53.

[10] Otsuka K,Niimi A,Matsumoto H,et al. Plasma substance P levels in pa tients with persistent cough[J]Respiration,2011,82(5):431-438.

[11] 陆标晨.咳嗽变异性哮喘[J].临床儿科杂志,1996,14-20.

[12] Kdnig P. Hidden asthma in childhood[J]. Am J Di s Child,1981,135:1053-1055.

[13] Dicpinigait is PV. chronic cough due to asthma IIIa:AccP evidence based clinical pmcticegll idelines[J]. Chest,2006,129(1Suppl):75-79.

[14] 母双.咳嗽变异性哮喘[J].中国临床医生杂志,2007,35:2512.

[15] Tinkel man DG,Bmnsky EA,GmssG,et al. Emcacv and safet v of budeson ideinhation powder (Pulmi cort Turbuhaler) during 52 weeks of treatment in adults and children with persistent asthma[J]. Asthma,2003,40:225-236.

[16] 程慧娟.咳嗽变异性哮喘的治疗.西部医学,2006,18:287-288.

[17] Matsumoto H,Niimi A,Takemura M,et al. Prognosi sof cough Var i ant asthma:a retrospective analysis[J]. Asthma,2006,43:131-135.

[18] 中华医学会呼吸病学分会哮喘学组.支气管哮喘防治指南(支气管哮喘的定义、诊断、治疗、疗效判断标准及教育和管理方案)[J].中华结核和呼吸杂志,2003,26:132-138.

[19] Dicpinigaitis PV,Dobkin JB,Reichel J. Antitussivect of the leukot riene recept orantagonist zafirll lkast in subjects wit h cough-vatiant asthma[J]. Ast,2002,291-297.

第三节　嗜酸性粒细胞支气管炎

嗜酸性粒细胞性支气管炎(eosinophilic bronchitis, EB)最早是由 Gibson 等[1]发现,他们研究了一群不吸烟的慢性咳嗽患者,发现其呼吸道呈嗜酸性粒细胞(EOS)增多性炎症,对激素敏感却有正常的肺活量及呼气峰值流速变异率,无气道高反应性。嗜酸性粒细胞性支气管炎是慢性咳嗽的一种常见且可治疗的病因,占慢性咳嗽 10%～15%[1-2],是一种以气道嗜酸性粒细胞浸润为特征的非哮喘性支气管炎,其临床症状与咳嗽变异性哮喘不易区分,但无气道高反应性。主要表现为慢性咳嗽,诊断主要依靠诱导痰细胞学检查,嗜酸性粒细胞比例≥3%并排除其他原因,即可诊断,且嗜酸性粒细胞性支气管炎对糖皮质激素治疗反应良好。

一、发病机制

嗜酸性粒细胞支气管炎的发病机制尚不清楚。嗜酸性粒细胞性支气管炎最主要的病理生理学特征就是嗜酸性粒细胞性呼吸道炎症,与哮喘相同[3]。有学者推测嗜酸性粒细胞性支气管炎患者的呼吸道炎症局限于上呼吸道,因为在嗜酸性粒细胞性支气管炎患者中上呼吸道症状较为明显;然而嗜酸性粒细胞性支气管炎患者并无鼻腔嗜酸性粒细胞增多性炎症或上呼吸道高反应性[4],提示其可能主要为下呼吸道炎症。病理生理学上嗜酸性粒细胞性支气管炎与哮喘有许多相似之处,形态学及细胞分析显示二者在基底膜厚度、嗜酸性粒细胞数量、T 淋巴细胞表达 Th2 亚型细胞因子(IL-4、IL-5)、趋化因子受体(CCR3、CCR5)以及激活标志物(如 CD_{25})无区别,同时二者半胱氨酸、白三烯和嗜酸性淋巴阴离子蛋白均有增加[5],支气管肺泡灌洗液中有相同程度 IL-5 及集落细胞刺激因子基因的表达[6]。至于嗜酸性粒细胞性支气管炎与哮喘患者为什么有不同的临床表现,有研究发现在细胞形态学上嗜酸性粒细胞性支气管炎与哮喘患者最重要的不同就是肥大细胞的定位及激活作用,嗜酸性粒细胞性支气管炎患者气管镜检标本中的肥大细胞较哮喘患者多,而哮喘患者浸入平滑肌细胞中的肥大细胞较嗜酸性粒细胞性支气管炎患者多[7]。与哮喘相比最大不同的就是嗜酸性粒细胞性支气管炎患者无呼吸道高反应性和呼吸道可逆性阻塞,其原因可能是嗜酸性粒细胞性支气管炎患者炎性细胞浸润多局限于上皮细胞,以致肥大细胞或其他细胞释放的炎性介质到达平滑肌细胞的浓度较低。

Siddiqui 等[8]认为呼吸道平滑肌束中肥大细胞数量与呼吸道高反应性相关,呼吸道平滑肌内在功能的紊乱以及与肥大细胞的相互作用是呼吸道高反应性的主要决定因素,而不是呼吸道重塑。Kanazawa 等[9]认为导致哮喘与嗜酸性粒细胞性支气管炎临床表现最大的不同是增加的血管内皮生长因子(VEGF)水平,而不是痰中嗜酸性粒细胞增多,同时认为血管内皮生长因子与呼吸道微循环之间的相互作用是导致呼吸道功能紊乱的最主要因素。血管重建及血管内皮生长因子表达的增高是嗜酸性粒细胞性支气管炎的病理学特征。研究已证明表达 IL-13 细胞因子的细胞多为黏膜下层的嗜酸性粒细胞,哮喘与嗜酸性粒细胞性支气管炎患者呼吸道黏膜下层的嗜酸性粒细胞是相同的[10]。然而 Park 等[11]发现严重哮喘患者的痰中,IL-13 水平较嗜酸性粒细胞性支气管炎患者增高,表明嗜酸性粒细胞性支气管炎与哮喘患者嗜酸性粒细胞表达 IL-13 水平不同。血管内皮生长因子能增加微血管的通透性,从而导致血浆渗透到血管外,引起黏膜水肿、管径缩小从而放大平滑肌的收缩作用。IL-13 则能增加呼吸道平滑肌上血管内皮生长因子的表达。Sastre 等[12]研究发现嗜酸性粒细胞性支气管炎患者呼吸道中前列腺素 E_2 水平明显高于哮喘患者,而前列腺素 E_2 能对呼吸道产生抗炎性介质等保护性作用,因此认为前列腺素 E_2 水平的不同是嗜酸性粒细胞性支气管炎与哮喘不同生理学特征的原因之一。

二、流行病学特征

嗜酸性粒细胞性支气管炎是慢性咳嗽的一种常见且可治疗的病因,占

10%～15%。我国多地研究机构亦开展了咳嗽病因分布的临床研究，赖克方等[13]的研究结果显示，排前3位的慢性咳嗽病因分别为嗜酸细胞性支气管炎22.4%、上气道咳嗽综合征17.1%、咳嗽变异性哮喘13.6%。闽南地区的咳嗽病因分布排名前几位的病因则分别为咳嗽变异性哮喘29.8%、鼻炎/鼻窦炎27.2%、嗜酸性粒细胞性支气管炎11.4%、食管反流性咳嗽8.4%[14]。深圳市第二人民医院研究发现，深圳地区慢性咳嗽占前五位的病因分别为咳嗽变异性哮喘31.1%、上气道咳嗽综合征26.5%、食管反流性咳嗽12.1%、嗜酸性粒细胞性支气管炎9.0%、感染后咳嗽6.0%[15]；在华北[16]和华东[17]的早期研究表明，嗜酸粒细胞性支气管炎不如在南方那么常见。

三、诊断

嗜酸性粒细胞性支气管炎临床表现缺乏特异性，部分表现类似咳嗽变异性哮喘，体格检查无异常发现，诊断主要依靠诱导痰细胞学检查。具体标准如下：慢性咳嗽，多为刺激性干咳或伴少量黏痰；X线胸片正常；肺通气功能正常，气道高反应性检测阴性，呼气峰流速日间变异率正常；痰细胞学检查嗜酸性粒细胞比例≥3%；排除其他嗜酸性粒细胞增多性疾病；口服或吸入糖皮质激素有效[18]。

四、治疗

嗜酸性粒细胞性支气管炎对糖皮质激素治疗反应良好，治疗后咳嗽很快消失或明显减轻。现在采用吸入糖皮质激素治疗，每次大约250～500μg，每天2次，持续应用4周以上。初始治疗可联合泼尼松口服，每天10～20mg，持续3～5天[18]。吸入糖皮质激素能明显改善嗜酸性粒细胞性支气管炎患者的症状及减少痰中嗜酸性粒细胞计数[3]。目前尚无精准数据能够具体指导吸入激素治疗嗜酸性粒细胞性支气管炎到底需要多少量和持续多久，有时也需口服激素来控制症状和呼吸道嗜酸性粒细胞炎症[4]。研究发现，嗜酸性粒细胞性支气管炎患者痰中嗜酸性粒细胞在治疗的第4个月和第24个月仍持续增多[19]，呼吸道炎症可能是其对吸入激素不敏感的原因。尽管可能存在基底膜增厚或呼吸道重塑,但目前尚不确定激素治疗是否需要持续到症状消失[20]。其他治疗方法如抗组胺和抗白三烯需进一步研究。

参考文献

[1] Gibson PG,Dolovich J,Denburg J. et al. Chronic cough:Eosinophilic bronchitis without asthma[J]. Lancet,1989,1(8651):1346-1348.

[2] Brighfling CE,Ward R,Gob KL,et al. Eosinophilic bronchitis is an important cause of Chronic cough[J]. Am. Respir Crit Care Med,1999,160(2):406-410.

[3] Gibson Pc,Fujimura M,Niimi A. Eosinophilic bronchitis:Clinical manifestations and implications for treatment[J]. Thorax,2002,57(2):178-182.

[4] Brightling cE,Ward R,Wardlaw AJ,et al. Airway inflammation. airway responsiveness and cough before and after inhaled budesonide in patients with eosinophilic bronchitis[J]. Eur Respir,2000,15(4):682-686.

[5] Brightling CE,Ward R,Woltmann G,et al. Induced sputum inflammatory mediator concentrations in eosinophilic bronchitis and asthma[J]. Am J Respir Crit Care Med,2000,162(3 n1):878-882.

[6] Gibson PG,Zlatic K,ScottJ,et al. Chronic cough resembles asthma with IL-5 and granulocyte macrophage colony stimulating factor gene expression in bronchoalveolar cells[J]. Aergy Clin lmmunol,1998,101:320-326.

[7] BrighniIlg GE,Bradding P,Symon FA,et al. Mast cell infiltration of airway smooth muscle in asthma[J]. N Engl J Met,2002,346(22):1699-1705.

[8] Siddiqui s,Sutcliffe A,Shikoua A. Vascular remodeling is a feature of asthma and normsthmatic eosinophilic bronchitis[J]. J Allergy Clin lmmunol,2007,120(4):813-819.

[9] Kanazawa H,Nomura S,Yoshikawa K. Role of microvascular permeability oil physiologic differences in asthma and eosinophilic bronchitis [J]. Am JRespir Crit Care Med,2004,169(10):1125-1130.

[10] Zhu Z,HomerRj,Wangz,et al. Pulmonary expression of intedeukin-13 causes inflammation,mucus hypersecretion,subepithelial fibrosis,physiologic abnormalities,and eotaxin production[J]. C Inset,1999,103(6):779-788.

[11] Park SW,Jangm HK,An MH,et al. Interleukin-13 and interleukin-5 in induced sputum

of eosinophilie bronchitis:Comparison with 89thlna［J］.Chest,2005,128（4）: 1921-1927.

［12］Sastre B,Fermindez—Nieto M,Mo Ⅱ R,et al.Increased prostaglandin E2 levels in tIle airway of patients with eosinophilic bronchitis［J］.Alergy,2008,63(1):58-66.

［13］赖克方,陈如冲,刘春丽,等.不明原因慢性咳嗽的病因分布及诊断程序的建立[J]. 中华结核和呼吸杂志,2006,29(2):96-99.

［14］洪敏俐,曾奕明,陈晓阳,等.闽南地区不明原因慢性咳嗽病因分布调查[J].中国医 师杂志,2011,13(7):998-1000.

［15］张含嘉,于恪,邓海燕.深圳地区慢性咳嗽病因构成和危险因素分析[J].深圳中西 医结核杂志,2017,27(05):6-8.

［16］赵祥安,王瑞,朱佳.慢性咳嗽的临床研究进展[J].临床肺科杂志,2014,19(11): 2057-2060.

［17］Lai KF, Chen RC, Liu CL,et al:Etiology and a diagnostic protocol for patients with chronic cough［J］.Chin J Tuberc Respir Dis,2006,29:96-99.

［18］咳嗽的诊断与治疗指南(2009 版)(一)[J].全科医学临床与教育,2009,7(05): 453-456.

［19］Park SW,Lee YM,Jang AS,et al.Development of chronic airway obstruction in patients withcosinophilic bronchit:A prospective follow-up study［J］.Chest,2004,125（6）: 1998-2004.

［20］Woodman L.Suteliffe A,Kanr D,et al.Chemokine concentrations and mast cell chemotac- tic activity in BAL fluid in patients with eosinophilic bronchitis and asthma,and in liOr- lllg control subjects［J］.Chest,2006,130(2):371-378.

第四节　上气道咳嗽综合征

上气道咳嗽综合征(upper airway cough syndrome,UACS)又名鼻后滴流综合征。PNDS最早由Frank在1794年提出,后来在20世纪80年代被Irwin等人[1-2]证实为慢性咳嗽的常见原因。由于目前无法明确上呼吸道相关的咳嗽是否由鼻后滴流刺激或炎症直接刺激上呼吸道咳嗽感受器引起,2006年美国胸科医师学会(ACCP)将上气道咳嗽综合征定义成一种与上气道病变有关的、以慢性咳嗽(即发病期≥8周)为特征的综合征[3]。我国2009年版的《咳嗽的诊断与治疗指南》将其定义为鼻部疾病引起分泌物倒流至鼻后或咽喉等部位,直接或间接刺激咳嗽感受器,导致以慢性咳嗽为主要表现的临床综合征。上气道咳嗽综合征除与鼻部疾病相关外,还常与咽喉部疾病相关,如变应性或非变应性咽炎、喉炎、咽喉部新生物、慢性扁桃体炎。

一、发病机制及病因

虽然上气道咳嗽综合征的发病机制尚不清楚,但有几种理论,如下所述。

1. 鼻后滴流假说

鼻或鼻旁窦的黏液分泌物向后运送至咽喉是一种正常的生理过程,正常人每日有20~40ml分泌物进入咽部,大部分随吞咽动作进入食管或经咽部咯出,并不引起咳嗽。鼻腔和/或鼻窦、鼻咽病变产生分泌物流经咽部时,由于咽喉部局部的咳嗽感受器受到机械和化学刺激,或由鼻咽部分泌物通过鼻后滴流方式吸入下呼吸道刺激气管和支气管咳嗽感受器引起[3-4]。Cho等人[5]发现,某些慢性咳嗽患者的咳嗽敏感性与辣椒素刺激时胸外气道反应密切相关。因此,后鼻滴液引起的胸外气道高反应性可能是咳嗽的一种机制。

2. 气道炎症

(1)下气道炎症:最近的研究表明,低气道炎症通常与慢性咳嗽有关。多种炎症介质,包括组胺和前列腺素,可通过增加咳嗽的敏感性刺激下气道的局部神经末梢。气道炎症的第二个可能原因是机械刺激。有学者认为,咳嗽作为反复的机械或物理刺激,可损伤气道黏膜,引起或加重气道炎症。这种机械或物理刺激可能诱导气道上皮释放多种生长因子,如转化生长因子 β_2、表皮生长因子[6]、神经生长因子等,这些生长因子均与瞬时受体电位香草醛 1(TRPV1)表达上调和咳嗽敏感性增加相关。

(2)上呼吸道炎症:一些耳鼻喉科医师提出上气道咳嗽综合征不仅与鼻腔疾病有关,还可能受到咽喉或咽部慢性炎症的影响,如过敏性咽炎和慢性扁桃体炎引起的炎症[4,7]。这种炎症可能是由于长期接触鼻腔或鼻窦分泌物引起的。目前,只有很少的临床资料表明,成人和儿童的慢性扁桃体肥大可能与咳嗽有关,扁桃体切除术可以缓解或终止咳嗽。

3. 感觉神经超敏理论

(1)激活鼻神经,增加咳嗽敏感性:Pecova 等[8]报道称,不咳嗽的变应性鼻炎患者的咳嗽敏感性高于健康对照组,这种差异在花粉过敏季节尤为显著。咳嗽敏感性增加的个体更容易受到内外环境的咳嗽刺激,或表现出咳嗽强度的增加。因此,变应性鼻炎患者咳嗽敏感性的增加可能是上气道咳嗽综合征患者咳嗽的机制之一[9]。组胺是一种重要的炎症介质,直接刺激感觉神经元。此外,鼻腔黏膜炎症程度与鼻炎引起的咳嗽呈正相关[10-12]。

(2)咽喉神经敏感度增加:持续的后鼻滴液可刺激咽部或喉部,引发长期慢性炎症,导致局部炎症表现,如黏膜红肿。20 世纪 90 年代,Bucca 等人[11]提出了喉部高反应性(LHR)的概念,即人类保护性反射喉部化学反射可以阻止液体物质进入下气道。在健康成人中,这种反射可产生咳嗽,可被诊断为喉部高反应性,也被 Bucca 等人命名为喉头易激。Bucca 等人的[13]近期研究显示上气道咳嗽综合征患者喉部高反应性患病率为 76%,高于非咳嗽患者,如哮喘患者。Bucca 等人[13]认为,这些患者咽、喉的敏感性增加,提供刺激后更容易产生咳嗽。

（3）咳嗽超敏反应综合征：Morice 最近提出了咳嗽超敏综合征（CHS）的概念，认为大多数慢性咳嗽患者可纳入该综合征。咳嗽高敏综合征患者通常表现为三种不同的表型之一：①以鼻腔症状（如上气道咳嗽综合征）为主要表型的患者；②Th2 细胞显性表型（咳嗽变异性哮喘或非哮喘性嗜酸性支气管炎）的患者；③以胃酸反流和胃灼热（胃食管反流性咳嗽）为主要表型的患者。咳嗽高敏综合征概念也与感觉超反应（SHR）的概念相一致，该概念被定义为慢性咳嗽患者感觉神经反应增加的状态，最先由 Millqvist[14] 提出，他提出咳嗽敏感性增加是感觉超反应的一种表现。并指出，慢性咳嗽患者似乎有"气道痛觉过敏"。此外，感觉神经敏感性的增加甚至会导致轻微的刺激引起咳嗽，这也属于感觉神经病变[15-16]的范畴。已有研究表明，与感觉超反应和咳嗽过敏相关的病理变化是由感觉神经中 TRPV1 表达上调引起的，TRPV1 拮抗剂对改善感觉超反应症状和降低咳嗽敏感性均有效[17]。上气道咳嗽综合征患者的咳嗽表现为上呼吸道感觉神经或下呼吸道感觉神经超敏，或两者兼有。

二、流行病学特征

上气道咳嗽综合征是欧美慢性咳嗽最常见的病因，约占 41%。在以咳嗽为主诉的门诊患者中，上气道咳嗽综合征占中国咳嗽变异性哮喘继发慢性咳嗽的 24%~52%，在儿童慢性咳嗽中所占比率也达到了 24.7%，有数据表明，约 20%的咳嗽患者没有意识到自己可能存在的上气道咳嗽综合征[3]。

三、诊断

上气道咳嗽综合征涉及鼻、鼻窦、咽、喉等多种基础疾病，症状及体征差异较大且多无特异性，因此，必须综合病史、体征及相关检查，在除外合并下气道疾病、食管反流性咳嗽等复合病因的情况下针对基础疾病进行治疗，咳嗽得以缓解，诊断方能确定。中国《咳嗽的诊断和治疗指南（2015）》中明确指出上气道咳嗽综合征的诊断建议参考以下标准[18]：（1）发作性或持续性的咳嗽，以白天为主，入睡后较少；（2）有鼻部和/或咽喉疾病的临床表现和病史;(3)辅助检查支持鼻部和/或咽喉疾病的诊断;(4)针对病因治疗后咳嗽可缓解。

四、治疗

对于上气道咳嗽综合征的治疗,一般依据导致上气道咳嗽综合征的基础疾病而定。(1)病因治疗:①对于非变应性鼻炎以及普通感冒,治疗首选第一代抗组胺药和减充血剂,大多数患者在初始治疗后数天至 2 周内起效。②变应性鼻炎患者首选鼻腔吸入糖皮质激素和口服第二代抗组胺药治疗[19]。鼻吸入激素包括布地奈德、丙酸氟地卡松和糠酸莫米松等。若无第二代抗组胺药,第一代抗组胺药亦有同样效果,但嗜睡等不良反应较明显。白三烯受体拮抗剂治疗过敏性鼻炎有效[20]。症状较重、常规药物治疗效果不佳的变应性鼻炎,变应原特异性免疫治疗可能有效,但起效时间较长[19,21]。③慢性鼻窦炎:慢性鼻窦炎患者鼻窦分泌物细菌培养以金黄色葡萄球菌或表皮葡萄球菌、肺炎球菌为主,但要注意的是多数情况下为定植菌,可能与急性发作有关,另外培养菌群可有细菌生物膜形成[22]。细菌性鼻窦炎多为混合感染,抗感染是重要治疗措施。抗菌谱应覆盖革兰阳性菌、阴性菌及厌氧菌,急性发作者不少于 2 周,慢性建议酌情延长使用时间。常用药物为阿莫西林克拉维酸、头孢类或喹诺酮类[23]。长期低剂量大环内酯类抗生素对慢性鼻窦炎的治疗作用证据有限[24],不建议作为常规治疗。联合鼻吸入糖皮质激素,疗程 3 个月以上。推荐使用鼻用激素治疗伴有鼻息肉的慢性鼻窦炎,可避免不必要的手术[25]。对于合并鼻息肉的慢性鼻窦炎患者,口服激素序贯局部鼻吸入激素的治疗效果优于单用鼻吸入激素治疗[26]。药物治疗还是手术治疗的效果更佳,目前尚无定论[27]。内科治疗效果不佳时,建议咨询专科医师,必要时可经鼻内镜手术治疗[28]。(2)对症治疗:①局部减充血剂可减轻鼻黏膜充血水肿,有利于分泌物的引流,缓解鼻塞症状,但不宜长期应用,需要警惕其导致药物性鼻炎的不良反应。鼻喷剂疗程一般<1 周[29],建议联合第一代口服抗组胺药和减充血剂,疗程 2~3 周[30-31]。②黏液溶解剂(羧甲司坦/厄多培南)治疗慢性鼻窦炎可能获益[32]。③生理盐

水鼻腔冲洗作为慢性鼻窦炎及慢性鼻炎的辅助治疗措施,安全性佳,但其有效性仍待进一步证实[33]。避免或减少接触变应原有助于减轻变应性鼻炎的症状。

参考文献

[1] Sanu A, Eccles R. Postnasal drip syndrome. Two hundred years of controversy between UK and USA[J]. Rhinology,2008,46:86-91.

[2] Irwin RS, Boulet LP, Cloutier MM, et al. Managing cough as a defense mechanism and as a symptom. A consensus panel report of the American College of Chest Physicians[J]. Chest,1998,114:133-181.

[3] Pratter MR. Chronic upper airway cough syndrome secondary to rhinosinus diseases (previously referred to as postnasal drip syndrome):ACCP evidence-based clinical practice guidelines[J]. Chest,2006,129:63-71.

[4] Asthma Workgroup of Chinese Society of RespiratoryDiseases(CSRD). Chinese Medical, Association The Chinese national guidelines of the diagnosis and management of cough [J]. Chin J Tuberc Respir Dis,2009,32:407-413.

[5] Cho YS, Lee CK, Yoo B, Moon HB. Cough sensitivity and extrathoracic airway responsiveness to inhaled capsaicin in chronic cough patients[J]. J Korean Med Sci,2002,17:616-620.

[6] Irwin RS, Ownbey R, Cagle PT,et al. Interpreting the histopathology of chronic cough:a prospective,controlled, comparative study[J]. Chest,2006,130:362-370.

[7] Shi CQ, Yu L, Wei WL,et al. Effect of airway inflammation on pathogenesis of upper airway cough syndrome[J]. Chin J Resp Crit Care Med,2009,8:256-258.

[8] Pecova R, Zucha J, Pec M, et al. Cough reflex sensitivity testing in in seasonal allergic rhinitis patients and healthy volunteers[J]. Physiol Pharmacol, 2008, 59 (Suppl. 6):55-64.

[9] Birring SS, Passant C, Patel RB,et al. Chronic tonsillar enlargement and cough:preliminary evidence of a novel and treatable cause of chronic cough[J]. Eur Respir J,2004,23:199-201.

[10] Tatar M,Plevkova J, Brozmanova M, et al. Mechanisms of the cough associated with rhi-

nosinusitis[J]. Pulm Pharmacol Ther,2009,22:121-126.

[11] Bucca C, Rolla G, Scappaticci E,et al. Histamine hyperresponsiveness of the extrathoracic airway in patients with asthmatic symptoms[J]. Allergy,1991,46:147-153.

[12] Birring SS. Controversies in the evaluation and management of chronic cough[J]. Am J Respir Crit Care Med,2011,183:708-715.

[13] Bucca CB,Bugiani M, Culla B, et al. Chronic cough and irritable larynx[J]. J Allergy Clin Immunol,2011,127:412-419.

[14] Millqvist E. The airway sensory hyperreactivity syndrome[J]. Pulm Pharmacol Ther, 2011,24:263-266.

[15] Chung KF, McGarvey L, Mazzone SB. Chronic cough as a neuropathic disorder[J]. Lancet Respir Med,2013,1:414-422.

[16] Gibson PG, Ryan NM. Cough pharmacotherapy:current and future status[J]. Expert Opin Pharmacother,2011,12:1745-1755.

[17] Khalid S, Murdoch R, Newlands A, etal. Transient receptor potential vanilloid 1 (TRPV1) antagonism in patients with refractory chronic cough:A double-blind randomized controlled trial[J]. J Allergy ClinImmunol,2014,134:56-62.

[18] 中华医学会呼吸病学分会哮喘学组,咳嗽的诊断与治疗指南(草案)[U].中华结核和呼吸杂志,2005, 28(11):738-744.

[19] Brozek JL, Bousquet J, Baena-Cagnani CE, et al. Alergic Rhinitis and its lmpact on Asthma (ARIA) guidelines:2010 revision. Allergy Clin Immunol, 2010, 126(3):466-476.

[20] Wilson AM, O'byrne PM, Parameswaran K. Leukotriene receptor antagonists for allergic rhinitis:a systematic review andmeta analysis[J]. Am J Med, 2004, 116(5):338-344.

[21] ZuberbierT,Bachert C, Bousquet PJ, et al. GA´LEN/EAACI Pockert, Guide For Allergen-Specific Immunotherapy For Allergic Rhinitis And Asthma[J]. Allergy, 2010, 65 (12):1525-1530.

[22] Sanderson AR, Leid JG, Hunsaker D. Bacterial biofilms on the sinus mucosa of human subjects with chronic rhinosinusitis[J]. The Laryngoscope, 2006, 116(7):1121-1126.

[23] Lai KF, Pan JY, Chen RC,et al. Epidemiology of cough in relation to China[J]. Cough,2013,9(1):18.

[24] Cervin A, Wallwork B. Efficacy and safety of long-term antibiotics (macrolides) for the treatment of chronic rhinosinusitis[J]. Curr Allergy Asthma Rep, 2014, 14(3):416.

[25] Vaidyanathan s, Barnes M, Williamson P, et al. Treatment of chronic rhinosinusitis with nasal polyposis with oral steroids followed by topical steroids:a randomized trial[J]. Ann Intern Med, 2011, 154(5):293-302.

[26] Rimmer J, Fokkens W, Chong LY, Hopkins C. Surgical versusmedical interventions for chronic rhinosinusitis with nasal polyps[J]. Cochrane Database Syst Rev, 2014, 12: 69-91.

[27] Fokkens WJ, Lund VJ, Mullol J, et al. EPOS 2012:European position paper on rhinosinusitis and nasal polyps 2012. A summary for otorhinolaryngologists[J]. Rhinology, 2012,50(1):1-12.

[28] Ramey JT, Bailen E, Lockey RF. Rhinitis medicamentosa[J]. J Investig Allergol Clin Immunol, 2006, 16(3):148-155.

[29] Laccourreye o, Wermer A, Giroud JP, Couloigner v, BonfilsP, Bondon-Guitton Benefits, limits and danger of ephedrine and pseudoephedrine as nasal decongestants[J]. Eur Ann Otorhinolaryngol Head Neck Dis, 2015, 132(1):31-34.

[30] 马千里,张巧,黄赞胜,吴颖,万敏,王长征,氯苯那敏治疗上气道咳嗽综合征与其对慢性鼻炎、鼻窦炎的治疗作用的相关性研究[J]第三军医大学 学报,2011, 33(1): 89-91.

[31] Terasaki G, Paauw DS. Evaluation and treatment of chronic cough[J]. Med Clin North Am, 2014, 98(3):391-403.

[32] Hoza J, Salzman R, Starek 1,et al. Efficacy and safety of erdosteine in the treatment of chronic rhinosinusitis with nasal polyposis-a pilot study[J]. Rhinology, 2013, 51(4): 323-327.

[33] Khianey R, Oppenheimer J. Is nasal saline irrigation all it is cracked up to be[J]. Ann Allergy AsthmaImmunol,2012,109(1):20-28.

第五节 变应性咳嗽

变应性咳嗽(atopic cough,AC),是慢性咳嗽的重要类型,临床上某些慢性咳嗽患者,具有特应质,抗过敏药物(如抗组胺药、白三烯类)及糖皮质激素治疗有效,但不能诊断为支气管哮喘、变应性鼻炎,将此类咳嗽定义为变应性咳嗽[1]。变应性咳嗽的概念首次由日本学者 Fujimurat 于 1992 年提出[1]。变应性咳嗽临床比较常见,主要表现为咳嗽,多为刺激性的干咳伴有咽痒,白天或夜间均可出现,遇到油污、冷空气、刺激性气体、灰尘、花粉、某种食物等容易加重或诱发咳嗽。临床上常伴有嗜酸性粒细胞支气管炎、变应性咽喉炎等疾病。其作为一种独立的疾病尚未得到公认,对它的界定目前还只是处于描述性的阶段,缺乏大量系统性的研究观察。

一、发病机制及病因

变应性咳嗽的发病机制尚不明确,考虑与变应性咳嗽患者存在气道高反应性、环境中刺激性因子易引起过敏反应有关。其次为气道持续炎症,目前认为变应性咳嗽多为病毒感染后迁延不愈又合并细菌感染引起[2],气道炎症诱发变应性咳嗽的机制,与其刺激气道黏液分泌、咳嗽感受体活化以及短暂的气道高反应性直接相关,而与其炎性细胞浸润可能并无直接联系[3]。具体发病机制有待进一步研究。

二、流行病学特征

国内研究显示,变应性咳嗽是慢性咳嗽的常见原因,占呼吸内科门诊慢性咳嗽病因的 13.2%[4]。日本报道了由真菌(担子菌)定植作为变应原引起的慢性咳嗽,抗真菌治疗有效[5]。其他国家和地区有无真菌相关性咳嗽尚待证实。

106

三、诊断

变应性咳嗽的早期临床表现与普通的急性上呼吸道感染相似,因此变应性咳嗽患者经常延误诊断和治疗失当。临床上对变应性咳嗽的诊断缺乏统一标准,中国《咳嗽的诊断和治疗指南(2015)》建议在排除咳嗽变异性哮喘、上气道咳嗽综合征、嗜酸性粒细胞性支气管炎等其他原因引起的慢性咳嗽后,通过以下几种症状进行初步诊断:(1)慢性咳嗽,多为刺激性干咳;(2)肺通气功能正常,支气管激发试验阴性;(3)诱导痰嗜酸粒细胞不增高;(4)具有下列特征之一。①有过敏性疾病史或过敏物质接触史;②变应原皮试阳性;③血清总 IgE 或特异性 IgE 增高。(5)糖皮质激素或抗组胺药治疗有效。

日本咳嗽病研究协会目前提出了较为翔实和系统的诊断标准[6-7]:(1)干咳大于 8 周,并且没有喘鸣与呼吸困难;(2)存在一种以上变应性体质,包括变应性疾病的既往史和/或合并症,但要排除哮喘,外周血液嗜酸粒细胞数(≥6%或≥400 个/IA),血清总 IgE 水平增高(≥200IU/ml),特异性花粉抗体阳性和皮肤过敏原点刺激试验阳性,和/或诱导痰液中嗜酸粒细胞(≥2.5%);(3)支气管扩张试验阴性。确定患者通过吸入 300mg 的沙丁胺醇后 FEV1 增加≤10%;(4)正常的支气管反应性;(5)增高的咳嗽反射敏感性;(6)患者实施支气管扩张剂治疗无效;(7)胸片未提示存在异常情况;(8)患者 FEV1 值正常。

四、治疗

变应性咳嗽建议使用美敏伪麻溶液、复方甲氧那明用于经验性治疗,疗程为 1~2 周,口服糖皮质激素一般不超过 1 周[8]。治疗有效者,继续按相应咳嗽病因的标准化治疗方案进行治疗。经验治疗有一定的盲目性,应注意排除支气管恶性肿瘤、结核和其他肺部疾病。经验性治疗无效者,建议及时到有条件的医院进行相关检查,明确病因[9]。目前较公认的治疗方案为糖皮质激素和抗组胺药物,需吸入糖皮质激素 4 周以上,初期可短期口服糖皮质激素 3~5 天[8-9]。有研究[10-11]指出,糖皮质激素与抗组胺药物联用,能使患者的支气管黏膜敏感性降低,避免发生支气管平滑肌痉挛,有效缓解患者的咳嗽症状。对于存在过敏物质接触史的患者,应尽可能避免接触相应过敏原,预防疾病发生。

参考文献

[1] Fujimura M, Ogawa H. Atopic cough:little evidence to support a new clinical entity (authors' reply)[J]. Thorax,2003,58:737-738.

[2] 陈如冲,罗炜,刘丽春,变应性咳嗽的临床特征与气道炎症特点[J].广东医学,2013,34(6):853-856.

[3] 张忠鲁.变应性咳嗽和感冒后咳嗽[J].中国实用内科杂志,2006,26(1):13-15.

[4] 赖克方,陈如冲,刘春丽,罗炜,钟淑卿,钟南山不明原因慢性咳嗽的病因分布及诊断程序的建立[J].中华结核和呼吸杂志,2006,29(2):96-99.

[5] Ogawa H, Fujimura M, Takeuchi Y, Makimura K. Efficacy of itraconazole in the treatment of patients with chronic cough whose sputa yield basidiomycetous fungi-Fungus-associated 5 chronic cough (FACC)[J]. Asthma, 2009, 46(4):407-412.

[6] 张宏雨,黄娟,赵立焕,变应性咳嗽患者 214 例血清变应原特异性 IgE 检测结果分析[J].山西医学杂志,2018,47(8):95-96.

[7] Chengsupanimit T, Sundaram B, Kane G C. Septic Pulmonary Embolism:A Case Series, Proposed Set of Diagnostic Criteria, and Review of the Literature[J]. Clinical Pulmonary Medicine,2019,26(1):24-26.

[8] 中华医学呼吸病学分会哮喘学组咳嗽的诊断与治疗指南(2009 版)[J].中华结核和呼吸杂志,2009,32(6):407-413.

[9] Kohno S, Ishida T, Uchida Y, et al. The Japanese Respiratory Society guidelines for management of cough[J]. Respirology, 2006,11 Supp 4:135-186.

[10] 彭建桃.酮替芬、沙美特罗替卡松联合治疗变应性咳嗽的临床观察[J].按摩与康复医学,2018,9(5):54-55.

[11] 曾山,熊彬. 糖皮质激素对激素敏感性与非敏感性支气管哮喘炎症因子的影响[J].检验医学与临床,2018,15(11):1590-1592.

第四章　慢性咳嗽

第一节　慢性支气管炎

慢性支气管炎(chronic bronchitis)简称慢支,是气管、支气管黏膜及其周围组织的慢性非特异性炎症。临床上以咳嗽、咳痰为主要症状,或有喘息,每年发病持续 3 个月或更长时间,连续 2 年或 2 年以上,并排除具有咳嗽、咳痰、喘息症状的其他疾病。

一、发病机制

本病的发病机制尚不完全清楚,可能是多种环境因素与机体自身因素长期相互作用的结果。

1. 吸烟:吸烟是重要的环境发病因素,吸烟者慢性支气管炎的患病率比不吸烟者高 2~8 倍。烟草中的焦油、尼古丁和氢氰酸等化学物质具有多种损伤效应,如损伤气道上皮细胞和纤毛运动,使气道净化能力下降;促使支气管黏液腺和杯状细胞增生肥大,黏液分泌增多;刺激副交感神经而使支气管平滑肌收缩,气道阻力增加;使氧自由基产生增多,诱导中性粒细胞释放蛋白酶,破坏肺弹力纤维,诱发肺气肿形成等。

2. 职业粉尘和化学物质:接触职业粉尘及化学物质,如烟雾、变应原、工业废气及室内空气污染等,浓度过高或接触时间过长,均可能促进慢性支气管炎发病。

3. 空气污染:大量有害气体如二氧化硫、氯气等可损伤气道黏膜上皮,使纤毛清除功能下降,黏液分泌增加,为细菌感染增加条件。

4.感染因素:病毒、支原体、细菌等感染是慢性支气管炎发生发展的重要原因之一。病毒感染以流感病毒、鼻病毒、腺病毒和呼吸道合胞病毒为常见。细菌感染常继发于病毒感染,常见病原体为肺炎链球菌、流感嗜血杆菌、卡他莫拉菌和葡萄球菌等。这些感染因素同样造成气管、支气管黏膜的损伤和慢性炎症。

5.其他因素:免疫功能紊乱、气道高反应性、自主神经功能失调、年龄增大等机体因素和气候等环境因素均与慢性支气管炎的发生和发展有关。如老年人肾上腺皮质功能减退,细胞免疫功能下降,溶菌酶活性降低,从而容易造成呼吸道的反复感染。寒冷空气可以刺激腺体增加黏液分泌,纤毛运动减弱,黏膜血管收缩,局部血液循环障碍,有利于继发感染。

二、流行病学特征

近年来对我国部分地区 103320 名成年人调查发现[1],慢性支气管炎患病率为 4%,北方较南方高,40 岁以上患病率更高,老年人可达 15%~30%,特别是农村地区发病率更高。目前国内缺少基于社区人群的慢性咳嗽流行病学调查研究。

三、诊断

依据咳嗽、咳痰或伴有喘息,每年发病持续 3 个月,连续 2 年或 2 年以上,并排除其他可以引起类似症状的慢性疾病。

四、治疗

(一)急性加重期的治疗

1.控制感染:多依据病人所在地常见病原菌经验性选用抗生素,一般口服,病情严重时静脉给药。如左氧氟沙星 0.4g,每日 1 次;罗红霉素 0.3g,每日 2 次;阿莫西林 2~4g/d,分 2~4 次口服;头孢呋辛 1.0g/d,分 2 次口服;复方磺胺甲恶唑片(SMZ-TMP),每次 2 片,每日 2 次。如果能培养出致病菌,可按药敏试验选用抗生素。

2. 镇咳祛痰：可使用复方甘草合剂 10ml，每日 3 次；夫妇氯化铵合剂 10ml，每日 3 次；嗅已新 8~16mg，每日 3 次；盐酸氨溴索 30mg，每日 3 次；桃金娘油 0.3g，每日 3 次。干咳为主者可以使用镇咳药物，如右美沙芬或其合剂等。

3. 平喘：有气喘者可加用支气管扩张剂，如氨茶碱 0.1g，每日 3 次；茶碱控释剂；β_2 受体激动剂吸入。

（二）缓解期治疗

1. 戒烟，应避免吸入有害气体和其他有害颗粒。

2. 增强体质，预防感冒。

3. 反复呼吸道感染者可试用免疫调节剂或中医中药，如流感疫苗、肺炎疫苗、卡介苗多糖核酸、胸腺素等，部分病人或可见效。

参考文献

[1] 冯维斌,刘伟胜.呼吸科专病中国临床诊治[M].北京:人民卫生出版社,2000:80.

第二节　支气管扩张

支气管扩张症最早在 1819 年由发明听诊器的 Laennec 首先描述,主要指急、慢性呼吸道感染和支气管阻塞后,反复发生支气管化脓性炎症,致使支气管壁结构破坏,管壁增厚,引起支气管异常和持久性扩张的一类异质性疾病的总称,可以是原发或继发,主要分为囊性纤维化(cystic fibrosis,CF)导致的支气管扩张症和非囊性纤维化导致的支气管扩张症。支气管扩张症临床表现主要为慢性咳嗽、咳大量脓痰和/或反复咯血,近年来随着急、慢性呼吸道感染的恰当治疗,其发病率有降低趋势,但随着 CT 的普及,尤其是高分辨 CT 的应用,在某些晚期慢阻肺病人中,也发现了一定比例的支气管扩张症。

一、发病机制

1. 支气管-肺组织感染:婴幼儿期支气管-肺组织感染是支气管扩张最常见的原因。

2. 支气管阻塞:外源性压迫、肿瘤、异物、感染、淋巴结肿大、黏液阻塞,以及肺叶切除后其余肺叶纠集弯曲。

3. 支气管先天性发育缺陷和遗传因素:(1)巨大气管-支气管症,支气管软骨发育缺陷,先天性支气管发育不良,马方综合征;(2)指(趾)甲黄色、肥厚,淋巴水肿,慢性胸腔积液三联征;(3)肺隔离症、淋巴结病;(4)α_1-抗胰蛋白酶缺乏、纤毛缺陷、囊性纤维化。

4. 全身疾病:类风湿关节炎、系统性红斑狼疮、支气管哮喘、溃疡结肠炎、克罗恩肠病、HIV 感染等。

二、流行病学机制

支气管扩张症的患病率各国报道差别较大,约为 0.1‰~5.2‰。美国从

2000 年到 2007 年每年支气管扩张症病人增加 8.74%。国内目前缺乏全国注册登记研究和全国性的流行病学资料。我国报道 40 岁以上人群中支气管扩张症的患病率可达到 1.2%。部分慢阻肺病人合并支气管扩张的比例高达 30%。支气管扩张症病人反复发生呼吸道感染,导致肺功能下降,最后出现呼吸衰竭,整体预后较差。慢阻肺合并支气管扩张者病死率增加一倍。

三、诊断

根据反复咳脓痰、咯血病史和既往有诱发支气管扩张的呼吸道感染病史,HRCT 显示支气管扩张的异常影像学改变,即可明确诊断为支气管扩张。诊断支气管扩张症的病人还应进一步仔细询问既往病史、评估上呼吸道症状、根据病情完善相关检查以明确病因诊断。

四、治疗

1. 治疗基础疾病:对活动性肺结核伴支气管扩张应积极抗结核治疗,低免疫球蛋白血症可用免疫球蛋白替代治疗。

2. 控制感染:支气管扩张症病人出现痰量增多及其脓性成分增加等急性感染征象时,需应用抗感染药物。急性加重期开始抗菌药物治疗前应常规送痰培养,根据痰培养和药敏结果指导抗生素应用,但在等待培养结果时即应开始经验性抗菌药物治疗。无铜绿假单胞菌感染高危因素的病人应立即经验性使用对流感嗜血杆菌有活性的抗菌药物,如氨苄西林/舒巴坦,阿莫西林/克拉维酸,第二代头孢菌素,第三代头孢菌素(头孢曲松钠、头孢克肟),莫西沙星,左氧氟沙星。对于存在铜绿假单胞菌感染高危因素的病人,如存在以下 4 条中的 2 条:①近期住院;②每年 4 次以上或近 3 个月以内应用抗生素;③重度气流阻塞(FEV1<30%预计值);④最近 2 周每日口服泼尼松<10mg。可选择具有抗假单胞菌活性的 β 内酰胺类抗生素(如头孢他啶、头孢他美酯、哌拉西林/他唑巴坦、头孢哌酮/舒巴坦),碳青霉烯类(如亚胺培南、美罗培南),氨基糖苷类,喹诺酮类(环丙沙星或左氧氟沙星),可单独应用或联合应用。对于慢性咳脓痰病人,还可考虑使用疗程更长的抗生素,

如口服阿莫西林或吸入氨基糖苷类药物,或间断并规则使用单一抗生素以及轮换使用抗生素以加强对下呼吸道病原体的清除。合并变应性支气管肺曲霉菌病(ABPA)时,除一般需要糖皮质激素(泼尼松 0.5~1mg/kg)外,还需要抗真菌药物(如伊曲康唑)联合治疗,疗程较长。支气管扩张症病人出现肺内空洞,尤其是内壁光滑的空洞,合并或没有合并树芽征,需要考虑到不典型分枝杆菌感染的可能,可采用痰抗酸染色,痰培养及痰的微生物分子检测进行诊断。本病也容易合并结核,病人可以有肺内空洞或肺内结节,渗出合并增殖性病变等,可合并低热,夜间盗汗,需要在随访过程中密切注意上述相关的临床表现。支气管扩张症病人容易合并曲霉菌的定植和感染,表现为管腔内有曲霉球,或出现慢性纤维空洞样改变,或急性、亚急性侵袭性感染。曲霉菌的侵袭性感染治疗一般选择伏立康唑。

3. 改善气流受限:建议支气管扩张症病人常规随访肺功能的变化,尤其是已经有阻塞性通气功能障碍的病人。长效支气管舒张剂(长效 β_2 受体激动剂,长效抗胆碱能药物,吸入糖皮质激素)可改善气流受限并帮助清除分泌物,对伴有气道高反应及可逆性气流受限的病人常有一定疗效。但由于缺乏循证医学的依据,在支气管舒张剂的选择上,目前并无常规推荐的指征。

4. 清除气道分泌物:包括物理排痰和化痰药物。物理排痰包括体位引流,一般头低臀部抬高,可配合震动拍击背部协助痰液引流。气道内雾化吸入生理盐水,短时间内吸入高渗生理盐水,或吸入黏液松解剂如乙酰半胱氨酸等,可有助于痰液的稀释和排出。其他如胸壁震荡、正压通气、主动呼吸训练等的合理使用也可以起到排痰作用。药物包括黏液溶解剂,痰液促排剂,抗氧化剂等。N-乙酰半胱氨酸具有较强的化痰和抗氧化作用。切忌非囊性纤维化支气管扩张病人使用重组脱氧核糖核酸酶。

5. 免疫调节剂:使用一些促进呼吸道免疫增强的药物如细菌细胞壁裂解产物可以减少支气管扩张症病人的急性发作。部分支气管扩张症病人长期使用十四环或十五环大环内酯类抗生素可以减少急性发作和改善病人的症状,但需要注意长期口服抗生素带来的其他副作用,包括心血管、听力、肝功能的损害及出现细菌耐药等。

6.咯血的治疗:对反复咯血的病人,如果咯血量少,可以对症治疗或口服卡巴克洛(安络血)、云南白药。若出血量中等,可静脉给予垂体后叶激素或酚妥拉明;若出血量大,经内科治疗无效,可考虑介入栓塞治疗或手术治疗。使用垂体后叶激素需要注意低钠血症的产生。

7.外科治疗:如支气管扩张为局限性,经充分内科治疗仍顽固反复发作者,可考虑外科手术切除病变肺组织。如大出血来自增生的支气管动脉,经休息和抗生素等保守治疗不能缓解仍反复大咯血时,病变局限者可考虑外科手术,否则采用支气管动脉栓塞术治疗。对于那些尽管采取了所有治疗仍致残的病例,合适者可考虑肺移植。

8.预防:可考虑应用肺炎球菌疫苗和流感病毒疫苗预防或减少急性发作,免疫调节剂对于减轻症状和减少发作有一定帮助。吸烟者应予以戒烟。康复锻炼对于保持肺功能有一定作用。

第三节　气管-支气管结核

据报道,大约10%至39%的肺结核患者存在气管-支气管结核(TBTB),它被定义为气管和/或支气管的结节性感染。由于其非特异性表现,发病隐匿,约10%~20%的患者胸部放射检查正常,造成诊断延迟。支气管镜检查是最明确的诊断方法,为微生物学和组织病理学诊断提供了足够的标本。据估计,90%的气管-支气管结核患者有一定程度的气管和/或支气管狭窄,气管-支气管狭窄也是气管-支气管结核最常见的长期并发症之一,因此在气管-支气管结核患者中气管-支气管狭窄有着显著的发病率。

一、发病机制

虽然气管-支气管结核的确切发病机制尚不清楚。据了解,导致气管分支杆菌感染气管支气管黏膜的途径至少有四种被提出。这些途径的任何一种或组合都可能导致感染。1951年,Smart提出了不同的感染方法,其中包括:

1.结核分枝杆菌从实质结核或含有大量结核分枝杆菌的空洞性病变中直接扩散[1-4];

2.从支气管周围传播结核分枝杆菌。在这一患者群体中,支气管内活检显示完整的黏膜,但活检[5]发现黏膜下受累;

3.疾病从相邻的纵隔淋巴结扩散到支气管黏膜,偶尔导致支气管淋巴结瘘。众所周知,由于气道壁较弱,气道直径[6-7]较小,这种感染模式尤其影响儿童人群;

4.将吸入性结核分枝杆菌直接植入支气管壁黏膜[8]。

二、流行病学特征

结核病引起的气管-支气管狭窄的流行率随结核病的流行率的不同而

不同,估计在肺结核患者中高达 10% 至 40%。气管-支气管结核通过支气管镜获得的标本组织病理学检查诊断,微生物学检查显示肉芽肿性炎症伴干酪样坏死和/或耐酸杆菌培养阳性。培养标本也可以从痰中获得,但与支气管洗涤、活检或支气管肺泡灌洗相比,敏感性较低;如 Coooy 等人所述。在中国,只有 13% 患者痰抗酸杆菌阳性,其余患者需要支气管镜取样才能诊断[9-10]。由于气管-支气管结核的非特异性临床症状,其诊断往往被延迟,而且支气管内膜结核的病程是高度可变的,可以从疾病的完全解决到纤维化中央气道阻塞[11]。约 68% 的气管-支气管结核患者在疾病的最初 4~6 个月出现某种程度的支气管狭窄,高达 90% 的患者在 6 个月[10,12-13]之后出现某种程度的狭窄。在累及肺实质的活动性疾病患者中,10%~39% 的患者显示有气管-支气管结核[14]的成分。最初的治疗是 4 种药物方案。然而,由于在涉及气管-支气管树时存在高度不可预测的疾病进展,未来的干预措施包括支气管镜下气道扩张或支架放置可能是必要的。

三、诊断

痰液检查:痰液检查的诊断率变化很大。尽管尽了最大努力和适当的收集技术,但气管-支气管结核[10]患者的诊断率为 13.6%~53%。Ozkaya 等人[9]报告了 23 例活检证实支气管内膜结核患者的经验,均痰涂片阴性。这些报告提示抗酸杆菌诊断气管-支气管结核时痰假阴性率高。

结核菌素皮肤试验:该试验仅发现 59.1% 的[9]测试结果呈阳性。它在免疫功能低下的患者中缺乏敏感性,并且由于其与非结核分枝杆菌的交叉反应而缺乏特异性,这使其成为排除肺结核[9]的一种无效测试。干扰素伽马释放试验(IGRA)的敏感性为 64%~92%,但不能依靠它来排除或排除肺结核[15]。

肺功能测试(PFT):大气道约占总气道阻力[16-17]的 50%。目前尚不清楚是哪种测试方法最准确地量化了上呼吸道阻塞的程度。肺活量测定通常显示在高肺容积下最大吸气和呼气流量的局限性。Miller 和他的同事表明,在症状发生之前,病变必须将气管腔缩小到 8mm[18-20]以内。当呼气流量峰值减少约 40%,气道阻力增加约 600% 时,就会出现运动限制(在这种情况下,FEV1 仍被预测为约 75%)。基于上述原因,在疾病进展到纤维狭窄和明显的中央气道狭窄阶段后,肺功能检查倾向于检测气管-支气管结核。如果弥漫性肺部疾病伴随气管-支气管结核,限制性模式疾病可能存在[21]。

胸部影像学检查:胸部影像学检查不排除支气管内膜结核。Lee 等人[14]在一项回顾性研究中发现,10% 的患者胸部 X 光检查正常。肺浸润是胸部 X 线[22]上最常见的表现。韩国的一项研究中[23]回顾了 121 例气管-支气管结核患者的胸部图像。其中,121 例患者中有 71 例(60%)有实质浸润,24% 有体积减小,8% 的患者有空化病变。而令人惊讶的是,这 8% 的患者有完全清晰的肺视野,胸部 CT 上可见小叶中心结节。如果患者出现气管-支气管狭窄,则根据所涉及的气道,患者可能在肺该区域出现阻塞性肺炎或肺不张。CT 成像提供了关于疾病的程度、支气管受累的长度、受累支气管远端任何可行的气道肺实质的有用信息。Lee 等人[14]回顾性观察了 30 例叶段或完全肺不全患者的胸部 CT 扫描,作为节段性、叶段或主干支气管狭窄时气管-支气管结核的后遗症。他们的结论是,胸部 CT 扫描有助于区分活动性气管-支气管结核和纤维化期疾病。活动性结核的支气管壁表现为水肿和不规则,而纤维化期疾病表现为光滑,没有明显的气道壁增厚或水肿。

支气管镜检查:Chung 等[24]报道了他们对气管-支气管结核患者的详细的支气管镜检查,并将支气管镜下的支气管内膜结核分为 7 种亚型:积极干酪样、水肿、纤维狭窄、肿瘤、颗粒、溃疡和非特异性支气管炎,这些形态学特征具有预后意义。除肿瘤类型外,Chung 和 Lee 认为这些亚型的临床结果可以在治疗的前 3 个月进行预测。在积极的干酪样型中,支气管黏膜呈充膜性,弥漫性覆盖着白色奶酪样物质。水肿型没有奶酪样外观,但水肿引起一定程度的气道阻塞没有任何纤维化的证据。纤维狭窄型导致支气管管腔明显狭窄伴纤维化。肿瘤类型表现为支气管内外生肿瘤覆盖,导致支气管腔几乎完全闭塞。他们将颗粒状病变描述为支气管内病变,类似于分散的煮米颗粒。溃疡型可见支气管黏膜溃疡。在非特异性支气管炎类型中,支气管镜检查仅可见轻度黏膜肿胀和/或充血。尽管在 3 个月时接受了治疗,但仍有可能发生支气管狭窄。通常,愈合的支气管内膜结核可能会在气道内留下黑色的色素沉着。在支气管镜检查中可见多个黑色区域的色素沉着。据推测,结核分枝杆菌残留黑色色素是一种不可逆的现象[25]。

四、治疗

在治疗支气管内膜结核时,两个最重要的目标是:有效根除结核分枝杆菌和预防用药不良反应[26]。虽然抗结核化疗在控制感染方面是有效的,但在韩国 Um 等人进行的一项研究中,它似乎在预防气管-支气管结核[3,24]残留的方面并不成功。回顾性研究了 67 例微生物学或组织学证实已完成抗结核治疗的支气管内膜结核患者持续气道狭窄的预测因子。气管-支气管结核的治疗取决于诊断的阶段。在疾病的活跃阶段,其目标是控制感染和防止气管-支气管狭窄。没有明确的证据表明任何单一的治疗模式都可以降低[11]患者群体中气管-支气管结核的发生率。

皮质类固醇:皮质类固醇已用于儿童[27]和成人[11],没有任何好处。如上所述,气管-支气管狭窄是最常见的长期并发症。Um 等人[11]描述了将 67 例患者分为两组,接受类固醇治疗的患者(37 例患者,>30mg 等量泼尼松/d)和未接受类固醇作为治疗的一部分的患者。两组均采用标准的抗结核治疗,两组患者的年龄、性别、吸烟史、抗结核化疗治疗时间、肺功能测试均相似,结果上没有差异。

药物治疗:药物治疗对纤维化期[11]没有任何好处。恢复气道通畅和缓解症状是纤维化阶段治疗的关键。由已知或假定为药物易感的生物体引起的气管-支气管结核患者的治疗方式与肺结核的治疗方式相同。一般来说,抗结核方案包括两个阶段:强化期(2 个月),然后是持续期(4 至 7 个月)。大多数患者接受 6 个月的治疗(强化期 2 个月,持续期 4 个月)[28-29]。通过强制执行依从性的直接观察药物治疗持续时间,证明直接观察药物治疗持续时间可以改善肺结核患者的预后,从而降低耐药性[30-31]。然而,直接观察药物治疗持续时间对气管-支气管结核[11]患者的影响尚未被研究。

支气管镜:在气管-支气管狭窄中,支气管镜干预不标准化,患者根据症状、PFT、共病、胸部影像和支气管镜表现[11,24]逐个进行治疗。支气管镜技术包括单纯球囊扩张、球囊扩张后放置支架、激光光切除、氩血浆凝血和冷冻治疗[32-34]介入支气管镜检查,在很大程度上取代了手术切除和过去[35]标准治疗的支气管重建。支气管内超声已被用于评估该患者群体中气管-支气管畸形的潜在软骨结构[36-38]。建议疑似气管-支气管狭窄的患者尽可能进行肺功能检查,然后进行胸部成像,一旦数据提示气管-支气管结核,患者将需要灵活的支气管镜检查和气道检查,可以在抗结核化疗完成后完成。

参考文献

［1］ Moon WK,Im JG, Yeon KM, et al. Tuberculosis of the central airways:CT findings of active and fibrotic disease［J］. AJR Am J Roentgenol,1997,169:649-653.

［2］ Ip MS, So SY, Lam WK, et al. Endobronchial tuberculosis revisited［J］. Chest,1986, 89:727-730.

［3］ Smith LS, Schillaci RF, Sarlin RF. Endobronchial tuberculosis. Serial fiberoptic bronchoscopy and natural history［J］. Chest,1987,91:644-647.

［4］ J SMART. Endo-bronchial tuberculosis［J］. The British journal of tuberculosis and diseases of the chest,1951 Apr,45(2):61-68.

［5］ Moon WK,Im JG, Yeon KM, et al. Tuberculosis of the central airways:CT findings of active and fibrotic disease［J］. AJR Am J Roentgenol,1997,169:649-653.

［6］ Natkunam R,Tse CY, Ong BH, et al. Carinal resection for stenotic tuberculous tracheitis ［J］. Thorax,1988,43:492-493.

［7］ Daly JF, Brown DS, Lincoln EM, et al. Endobronchial tuberculosis in children［J］. Dis Chest,1952,22:380-398.

［8］ Mariotta S, Guidi L, Aquilini M, et al. Airway stenosis after tracheo-bronchial tuberculosis［J］. Respir Med,1997,91:107-110.

［9］ Ozkaya S, Bilgin S, Findik S, et al. Endobronchial tuberculosis:histopathological subsets and microbiological results［J］. Multidiscip Respir Med,2012,7:34.

［10］ XQingliang, Wang Jianxin. Investigation of endobronchial tuberculosis diagnoses in 22 cases［J］. European journal of medical research,2010,15:309-313.

[11] S-W Um, Y S Yoon, S-M Lee, et al. Predictors of persistent airway stenosis in patients with endobronchial tuberculosis[J]. The international journal of tuberculosis and lung disease:the official journal of the International Union against Tuberculosis and Lung Disease,2008 Jan,12(1):57-62.

[12] Surender Kashyap, Anjali Solanki. Challenges in endobronchial tuberculosis:from diagnosis to management[J]. Pulmonary medicine,2014,2014:594-806.

[13] J K Han, J GIm, J H Park, et al. Bronchial stenosis due to endobronchial tuberculosis: successful treatment with self-expanding metallic stent. AJR[J]. American journal of roentgenology,1992 Nov,159(5):971-972.

[14] Lee JY, Yi CA, Kim TS, et al. CT scan features as predictors of patient outcome after bronchial intervention in endobronchial TB[J]. Chest,2010,138:380-385.

[15] Keertan Dheda, Richard van Zyl Smit, Motasim Badri, Madhukar Pai. T-cell interferon gamma release assays for the rapid immunodiagnosis of tuberculosis:clinical utility in high-burden vs. low-burden settings[J]. Current opinion in pulmonary medicine,2009 May,15(3):188-200.

[16] R E Hyatt, R E Wilcox. Extrathoracic airway resistance in man[J]. Journal of applied physiology,1961 Mar,16:326-330.

[17] B G Ferris, J Mead, L H Opie. partitioning of respiratory flow resistance in man[J]. Journal of applied physiology,1964 Jul,19:653-658.

[18] Miller RD, Hyatt RE. Obstructing lesions of the larynx and trachea:clinical and physiologic characteristics[J]. Mayo Clin Proc,1969,44:145-161.

[19] C FMelissant, J W Lammers, M Demedts. Relationship between external resistances, lung function changes and maximal exercise capacity[J]. The European respiratory journal,1998 Jun,11(6):1369-1375.

[20] Shojaee S, Tilluckdharry L, Manning H. Tuberculosis induced tracheobronchial stenosis during pregnancy[J]. Bronchology Interv Pulmonol,2012,19:211-215.

[21] Lee JH, Chung HS. Bronchoscopic, radiologic and pulmonary function evaluation of endobronchial tuberculosis[J]. Respirology,2000,5:411-417.

[22] Argun Baris S, Onyilmaz T, Basyigit I, et al. Endobronchial Tuberculosis Mimicking Asthma[J]. Tuberc Res Treat,2015:781-842.

［23］ Lee JH, Park SS, Lee DH, et al. Endobronchial tuberculosis. Clinical andbronchoscopic features in 121 cases［J］. Chest, 1992, 102:990-994.

［24］ Chung HS, Lee JH. Bronchoscopic assessment of the evolution of endobronchial tuberculosis［J］. Chest, 2000, 117:385-392.

［25］ Tunsupon P, Panchabhai TS, Khemasuwan D, et al. Black bronchoscopy［J］. Chest, 2013, 144:1696-1706.

［26］ Pyng Lee. Endobronchial tuberculosis［J］. The Indian journal of tuberculosis, 2015 Jan, 62(1):7-12.

［27］ Lee JH, Chung HS. Bronchoscopic, radiologic and pulmonary function evaluation of endobronchial tuberculosis［J］. Respirology, 2000, 5:411-417.

［28］ Hoheisel G, Chan BK, Chan CH, et al. Endobronchial tuberculosis: diagnostic features and therapeutic outcome［J］. Respir Med, 1994, 88:593-597.

［29］ Toppet M, Malfroot A, Derde MP, et al. Corticosteroids in primary tuberculosis with bronchial obstruction［J］. Arch Dis Child, 1990, 65:1222-1226.

［30］ Nahid P, Dorman SE, Alipanah N, et al. Official American Thoracic Society/Centers for Disease Control and Prevention/Infectious Diseases Society of America Clinical Practice Guidelines: Treatment of Drug-Susceptible Tuberculosis［J］. Clin Infect Dis, 2016, 63: 147-195.

［31］ Nahid P, Dorman SE, Alipanah N, et al. Executive Summary: Official American Thoracic Society/Centers for Disease Control and Prevention/Infectious Diseases Society of America Clinical Practice Guidelines: Treatment of Drug-Susceptible Tuberculosis［J］. Clin Infect Dis, 2016, 63:853-867.

［32］ Ryu YJ, Kim H, Yu CM, et al. Use of silicone stents for the management of post-tuberculosis tracheobronchial stenosis［J］. Eur Respir J, 2006, 28:1029-1035.

［33］ Low SY, Hsu A, Eng P. Interventional bronchoscopy for tuberculous tracheobronchial stenosis［J］. Eur Respir J, 2004, 24:345-347.

［34］ Iwamoto Y, Miyazawa T, Kurimoto N, et al. Interventional bronchoscopy in the management of airway stenosis due to tracheobronchial tuberculosis［J］. Chest, 2004, 126: 1344-1352.

［35］ Hoheisel G, Chan BK, Chan CH, et al. Endobronchial tuberculosis: diagnostic features and therapeutic outcome[J]. Respir Med,1994,88:593-597.

[36] Iwamoto Y, Miyazawa T, Kurimoto N, et al. Interventional bronchoscopy in the management of airway stenosis due to tracheobronchial tuberculosis [J]. Chest, 2004, 126: 1344-1352.

[37] Kato R,Kakizaki T, Hangai N, et al. Bronchoplastic procedures for tuberculous bronchial stenosis[J]. Thorac Cardiovasc Surg,1993,106:1118-1121.

[38] H S Hsu, W H Hsu, B S Huang, M H Huang. Surgical treatment of endobronchialtuberculosis. Scandinavian cardiovascular journal:SCJ,1997,31(2):79-82.

第四节　血管紧张素转化酶抑制剂
和其他药物诱发的咳嗽

　　血管紧张素转化酶抑制剂(ACEI)已用于治疗心血管和代谢疾病多年。除了降压作用外,还可以降低死亡率和疾病并发症,如冠状动脉疾病、心力衰竭、糖尿病和糖尿病肾病(diabetic nephropathy)[1]。此药在蛋白尿和心肌梗死后的慢性肾衰竭(chronic renal failure,CRF)治疗中也很常见[2]。尽管它们是耐受性良好的药物,但有五分之一的患者因其副作用而停止治疗,尤其是咳嗽[3]。咳嗽是血管紧张素转化酶抑制剂类降压药物的常见不良反应,发生率约5%~25%,在慢性咳嗽中的比例约为1.7%~12%[4-9]。血管紧张素转化酶抑制剂引起咳嗽的独立危险因素包括:女性、吸烟史、慢性阻塞性肺疾病和哮喘等基础疾病、血管紧张素转化酶抑制剂引起咳嗽的既往史[10]、东亚人[11]等。除了血管紧张素转化酶抑制剂,麦考酚酸吗乙酯、呋喃妥因、异丙酚、β-受体阻断剂、来氟米特、辛伐他汀、γ-干扰素、奥美拉唑等亦可引起咳嗽[12-15]。血管紧张素转化酶抑制剂诱发的咳嗽患者可出现阵发性、刺激性干咳,或伴少许白痰的咳嗽,可伴有咽干、咽痒、胸闷,夜间及平卧后加重。停用血管紧张素转化酶抑制剂后咳嗽缓解可以确诊。通常停药1~4周后咳嗽消失或明显减轻[16]。血管紧张素转化酶抑制剂诱发的咳嗽在临床中占相当一部分比例,在多数情况下不严重,且无危险,临床上不能足够引起重视,常造成患者不必要的医疗负担和精神痛苦。我们应该充分认识并重视血管紧张素转化酶抑制剂诱发咳嗽的不良反应,避免误诊、误治及不必要的检查,及早解除患者的痛苦。

一、发病机制及病因

　　根据目前最新研究,血管紧张素转化酶抑制剂诱发咳嗽的机制有以下几种。

1. 神经递质及炎性介质

血管紧张素转化酶抑制剂相关性咳嗽重要的神经递质[17]包括缓激肽
(bradykinin，BK)、P 物质(substance P，SP)、组胺和一氧化氮,炎性介质[18]包
括前列腺素(prostaglandin，PG)和血栓素(thromboxane，TX)等。血管紧张素
转化酶是一种激肽酶(激肽酶 II),可降解缓激肽,血管紧张素转化酶抑制剂
抑制血管紧张素转化酶活性,使缓激肽降解减少,促进一氧化氮释放,进而
提高由 C-纤维介导的咳嗽敏感性。缓激肽刺激磷脂酶 A_2,一方面激活花生
四烯酸通路,使前列腺素类化合物 PCE2 的合成增加,直接刺激肺部 C-纤维
诱发咳嗽;另一方面使 TXA2 合成增多,促进支气管收缩导致咳嗽。

2. 基因多态性

(1)血管紧张素转换酶基因多态性:血管紧张素转化酶基因多态性[19]
是指该基因染色体第 16 个内含子片段 N(长约 287 bp)存在基因插入/缺失
(ID)多态性,分 3 种类型:II、ID、DD。国内多项研究表明血管紧张素转化酶
抑制剂相关性咳嗽与血清血管紧张素转化酶水平和血管紧张素转化酶基因
多态性相关。Mas 等[20]研究证实血管紧张素转化酶基因多态性是血管紧张
素转化酶抑制剂相关性咳嗽的强预测因子。

(2)缓激肽受体基因多态性:缓激肽受体有 2 种亚型(B_1 和 B_2 受体),
目前研究显示血管紧张素转化酶抑制剂相关性咳嗽主要与缓激肽 B_2 多态性
相关,特别是启动子 58 T/C 基因多态性。美国 Mas 等[20]研究发现缓激肽
B_2 多态性与血管紧张素转化酶抑制剂引起的咳嗽相关(OR=2.21)。然而,
Lee 等[21]研究显示在汉族女性人群中血管紧张素转化酶抑制剂相关性咳嗽
与缓激肽 B_2 受体启动子 58 T/C 基因多态性并无相关性,同样国内王刚、吕
筠等[22-23]针对汉族人群的研究发现缓激肽 B_2 C/T 与咳嗽无关联性。

(3)速激肽受体基因多态性:早期基础研究显示速激肽在血管紧张素转
化酶抑制剂相关性咳嗽发病中更为重要,Moreaux 等[24]利用猪咳嗽动物模
型,分别由柠檬酸和血管紧张素转化酶抑制剂诱发,结果显示速激肽 1 受体
拮抗剂干预血管紧张素转化酶抑制剂诱发的咳嗽有效,而缓激肽拮抗剂无

效,但对柠檬酸诱发的咳嗽有效。Kim 等[25]在 91 例血管紧张素转化酶抑制剂相关性咳嗽患者中检测发现速激肽 2 受体基因多态性与之相关,其中 Gly231Glu 多态性最具意义。

二、流行病学特征

据美国胸科医师学会循证医学临床实践指南报告[26],血管紧张素转化酶抑制剂相关性咳嗽发生率为 5% ~ 35%。因国家和地区、种族、性别、血管紧张素转化酶抑制剂药物不同,血管紧张素转化酶抑制剂相关性咳嗽发生率存在较大差异。Adigun 等[27]报道血管紧张素转化酶抑制剂相关性咳嗽在尼日利亚人发生率为 27.0%,其中女性(43.0%)明显高于男性(17.0%)。Wyskida 等[28]报道血管紧张素转化酶抑制剂相关性咳嗽在波兰人发生率为 7.1%。Tseng 等[29]研究显示美籍华人在使用血管紧张素转化酶抑制剂药物后,咳嗽发生率是美国一般人群的 2 倍,在校正年龄、性别和吸烟等因素后,咳嗽发生的相对危险度为 2.63。叶阮健等[30]进行的一项前瞻性研究表明我国高血压患者服用血管紧张素转化酶抑制剂类药物后,有 37.8%患者出现咳嗽,可见血管紧张素转化酶抑制剂相关性咳嗽在华人中发生率更高。Baker 等[31]报道儿科高血压患者使用血管紧张素转化酶抑制剂类药物后,咳嗽发生率为 3.2%,明显低于成年人。血管紧张素转化酶抑制剂诱导的咳嗽只发生在易感个体,与药物剂量无关。血管紧张素转化酶抑制剂诱导的咳嗽可能在首次摄入剂量后数小时内出现,也可能在数周或数月后出现[32]。这些药物引起的咳嗽可以在停药后 1 到 4 周内减少,但在某些情况下,可能持续 3 个月[33]。

三、诊断

停用血管紧张素转化酶抑制剂后咳嗽缓解可以确诊。通常停药 1 ~ 4 周后咳嗽消失或明显减轻。由血管紧张素转化酶抑制剂引起的咳嗽有以下特点:咳嗽明确发生在服用血管紧张素转化酶抑制剂类药物之后;咳嗽为阵发性,夜间加重;临床查体无阳性体征,X 线胸片和肺功能检查无异常发现;通常停药后4周内咳嗽可逐渐消失;再次给药后咳嗽会再次出现。

四、治疗

血管紧张素转化酶抑制剂引起的咳嗽停药后,咳嗽可逐渐减轻,一般4周内可恢复正常,不需要药物治疗。在不停用血管紧张素转化酶抑制剂的情况下可加用异丙嗪 12.5~25mg/d 缓解咳嗽。部分患者因持续和严重咳嗽,需要给予对症治疗,可以给予药物干预,口服吲哚美辛、舒林酸、抗血小板聚集剂、盐酸氨溴索和酮替芬等都可明显减轻咳嗽症状。最新研究表明,以下几种药物亦可用于减轻咳嗽症状。(1)一氧化氮合成抑制剂。Bhalla 等[34]证实硫酸亚铁抑制血管紧张素转化酶抑制剂相关性咳嗽是通过减少一氧化氮合成而实现的。该研究共纳入 28 例血管紧张素转化酶抑制剂相关性咳嗽患者,分为 3 组,硫酸亚铁组(11 例)、维生素 E 和 C 组(8 例)及安慰剂组(9 例),2 周的观察期后即给予上述药物治疗,同时记录咳嗽评分和血清 NO 水平,结果显示硫酸亚铁组咳嗽评分及血清一氧化氮水平较维生素组和安慰剂组明显减低。(2)解痉药。罂粟碱主要用于治疗内脏痉挛、血管痉挛,同时有气管扩张作用。Ebrahimi 等[35]成功制作了血管紧张素转化酶抑制剂相关性咳嗽豚鼠动物模型,并利用此模型证实了低剂量罂粟碱可有效预防血管紧张素转化酶抑制剂诱发的咳嗽。(3)外周性镇咳药:Mooraki 等[36]首次尝试应用那可丁治疗血管紧张素转化酶抑制剂诱发的中、重度咳嗽,90%患者在服用血管紧张素转化酶抑制剂类药物期间接受 15mg/d 那可丁治疗 4~9d 后咳嗽明显减轻甚或消失。对于既往出现过或现在有可能是血管紧张素转化酶抑制剂相关咳嗽的患者,可用血管紧张素 II 受体拮抗剂(angiotensin II receptor antagonist,ARB)替代血管紧张素转化酶抑制剂类药物治疗原发病。

参考文献

[1] Chobanian AV, Bakris GL, Black HR, et al. The seventh report of the joint national committee on prevention, detection, evaluation, and treatment of high blood pressure:the JNC

7 report[J]. JAMA,2003,289:2560-2572.

[2] BicketDP. Using ACE inhibitors appropriately [J]. Am Fam Physician, 2002, 66: 461-468.

[3] MorimotoT, Gandhi TK, Fiskio JM, et al. An evaluation of risk factors for adverse drug events associated with angiotensin-converting enzyme inhibitors [J]. Eval Clin Pract, 2004,10:499-509.

[4] Israili ZH, Hall WD. Cough and angioneurotic edema associated with angiotensin-converting enzyme inhibitor therapy. A review of the literature and pathophysiology[J]. Ann Intern Med, 1992, 117(3):234-242.

[5] R W Piepho. Overview of the angiotensin-converting-enzyme inhibitors[J]. American journal of health-system pharmacy:AJHP:official journal of the American Society of Health-System Pharmacists,2000 Oct 01,57 Suppl 1:3-7.

[6] Simon SR, Black HR, Moser м, Berland WE. Cough and ACE inhibitors[J] Arch Intern Med, 1992,152(8):1698-1700.

[7] Smyrnios NA, Irwin RS, Curley FJ, French CL. From a prospective study of chronic cough:diagnostic and therapeutic aspects in older adults[J]. Arch Intern Med, 1998, 158(11):1222-1228.

[8] 王志虹, 林江涛,李勇,高捷,朱加加,慢性咳嗽的病因诊断及治疗效果[J].中国医学科学院学报,2007,29(5):665-668.

[9] 余莉,魏为利,吕寒静,邱忠民.慢性咳嗽病因变迁的回顾性分析[J].中华结核和呼吸杂志,2009,32(6):414-417.

[10] Morimoto T, Gandhi TK, Fiskio JM, Seger AC Sojw, Cook EF Fukuit, Bates DW. Development and validation of a clinical prediction rule for angiotensin-converting enzyme inhibitor-induced cough[J]. Gen Intern Med,2004,19(6):684-691.

[11] Tseng DS, Kwong J, Rezvani F, Coates AO. Angiotensin-converting enzyme-related cough among Chinese-Americans[J]. AmJ Med, 2010, 123(2):183-185.

[12] 赖克方. 慢性咳嗽[M].人民卫生出版社,2008.

[13] S K Verma, Ashwini Kumar Mishra, Ashish Kumar Jaiswal. Leflunomide-induced chronic cough in a rheumatoid arthritis patient with pulmonary tuberculosis[J]. BMJ case reports,2013 Feb 01,2013.

［14］Reiche I, Troger U, Martens-Lobenhoffer J, Kandulski A, NeumannH, Malfertheiner P, Bode-Boger SM. Omeprazole-induced cough in a patient with gastroesophageal reflux disease［J］. Eur J Gastroenterol Hepatol, 2010, 22(7):880-882.

［15］Psaila M, Fsadni P, Montefort S. Chronic cough as a complication of treatment with statins:a case report［J］Ther Adv Respir Dis,2012,6(4):243-246.

［16］Dicpinigaitis PV. Angiotensin-converting ing enzyme inhibitor-inducedcough:ACCP evidence-based clinical practice guidelines［J］. Chest, 2006,129(1 suppl):169-173.

［17］Grilo A, Saez-Rosas MP, Santos-Morano J, et al. Identification of genetic factors associated with susceptibility to angiotensin-converting enzyme inhibitors-induced cough［J］. Pharmacogenet Genomics,2011,21:10-17.

［18］Cialdai C, Giuliani S, Valenti C, et al. Difference between zofenopril and ramipril, two ACE inhibitors, on cough induced by citric acid in guinea pigs:role of bradykinin and PGE2［J］. Naunyn Schmiedebergs Arch Pharmacol,2010,382:455-461.

［19］Zhu X, Bouzekri N, Southam L,et al. Linkage and association analysis of angiotensin I-coaverting enzyme(ACE)gene polymorphisms with ACE concentration and blood pressure［J］. Am J Hum Genet,2001,68:1139-1148.

［20］Mas S,Gasso P, Alrarex S, et al. Pharmacogenetic predictors of angiotensin-converting enryme inhibitor induced cough:the role of ACE, ABO, and BDKRB2 genes［J］. Phamacogenet Cenomics,2011,21:531-538.

［21］Lee YJ, Tsai JC. Angiolensin-converting enzyme gene insertion/ deletion, oot bradykinin B_2 receptor-S8T/C gene polymorphism, associated with angiotensin converting enyrme inhibitor related cough in Chinese female patients with non-insulin-dependent diabetes mellitus［J］. Metabolism,2001,50:1346-1350.

［22］王刚,杨军,唐振旺,等. 汉族人群中血管紧张素转换酶抑制剂所致咳嗽与血管紧张素转换酶基因及缓激肽β2受体基因多态性的关系［J］.现代生物医学进展,2012,12:6011-6014.

［23］吕筠,李立明,詹思延,等.苯那普利咳嗽不良反应候选基因研究［J］.中华流行病学杂志,2003,06:74-78.

［24］Moreaux B, Adverier C, Gustin P. Role of bradykinin and tachykinins in the potentiation by enalapril of coughing induced by citic acid in pigs［J］. Fundam Clin Pharmacol,

129

2001,15:23-29.

[25] KimTB,Oh SY,Park HK,et al. Palymorphisms in the neurokinin receptor gene are ssociated with angiotensin-converting enzyme inhibitor-induced cough [J]. Clin Pharm Ther,2009,34:457-464.

[26] Dicpinigaitis PV. Angiotensin-converting enzyme inhibir induced cough:ACCP evidence based clinical practice guidelines [J]. Chest,2006,129:169-173.

[27] Adigun AQ, Ajayi AA. Angiotensin converting enzyme inhibitor induced cough in Nigerian[J]. West Afr J Med,2001,20:46-47.

[28] Wyskida K,Jura Szoltys E, Smertka M,et al. Factors that favor the occurence of cough in patients treated with ramipril - apharmacoepidemiological study [J]. Med Sci Monit, 2012,18:21-28.

[29] Tseng DS, Kwong J, Rezvani F, et al. Anienin-converting enzyme-related cough among Chinese Americans[J]. Am J Med,2010,123:11-15.

[30] 叶阮健,何权濠,改军,等.高血压患者服用血管紧张素转换酶抑制剂后咳嗽机制的前瞻性研究[J].中华结核和呼吸杂志,2004,27:8-11.

[31] Baker Smith M, Benjamin DK Jr, CaliffRM,et al. Cough ir pediatric patients receiving angiotensinconverting enzyme inhibitor therapy or angiotensin receptor blocker therapy in randomized controlled trial[J]. Clin Pharmacol Ther,2010,87:668-671.

[32] Sica DA, Brath L. Angiotensin-converting enzyme inhibition-emerging pulmonary issues relating to cough[J]. Congest Heart Fail,2006,12:223-226.

[33] Peter VDicpinigaitis. Angiotensin-converting enzyme inhibitor-induced cough:ACCP evidence-based clinical practice guidelines[J]. Chest,2006 Jan,129(1 Suppl):169-173.

[34] BhallaP,Singh NP, Ravi K. Attenuation of angiotensin converting enzyme inhibitor induced cough by iron supplementation. role of nitric oxide[J]. Renin Angiotensin Aldosterone Syst,2011,12:491-497.

[35] Ebrahimi SA,Saghaeian-Shahri т, Shafiei M,et al. Interaction of papaverine with the enalapril-induced cough in guinea pig [J]. Acta Physiol Hung,2006,93:71-78.

[36] Mooraki A, Jenabi A, Jabbari M, et al. Noscapine suppresses angiotensin converting enzyme inhibitors induced cough [J]. Nephrology (Carlton),2005,10:348-350.

第五节　肺癌相关性咳嗽

我国肺癌的发病率和死亡率均呈现逐年上升的趋势,是全球范围内肺癌疾病负担最重的国家[1-2]。肺癌是慢性咳嗽的常见原因之一[3-8]。肺癌相关性咳嗽的定义为肺癌患者因肿瘤、肿瘤并发症及肿瘤治疗引起的咳嗽。肺癌相关性咳嗽分类的时间界定与其他病因导致的咳嗽不同。《慢性咳嗽(第2版)》中[8],在胸部影像学检查结果稳定、排除其他原因情况下,将肺癌患者术后下床活动后出现不超过2周的干咳,定义为术后亚急性咳嗽;超过2周的干咳定义为肺癌术后顽固性咳嗽。除了合并其他原因引起的咳嗽之外,肺癌相关性咳嗽以刺激性干咳为主要特征[9],胸外科术后慢性咳嗽也多以干咳为主[8]。

一、发病机制及病因

咳嗽可能是由过度刺激、过敏或神经元通路受损引起的,损伤可能发生在气道和中枢神经系统内[10]。肺癌相关性咳嗽的机制主要包括4个方面[8]。(1)直接刺激。生长于气道的肿瘤牵拉、收缩气道,刺激机械敏感性咳嗽感受器,通过有髓鞘Aδ-纤维,经迷走神经传导,形成咳嗽反射;局部炎症刺激化学敏感性咳嗽感受器,如无髓鞘C-纤维,通过反射通路引起咳嗽。由于咳嗽感受器分布在气道上,与周围型肺癌(peripheral lung cancer)相比,中央型肺癌(central lung cancer,CLC)更容易出现咳嗽。(2)继发性阻塞性肺炎。由于气道阻塞,分泌物引流不畅继发各种病原体感染,可伴发热、胸痛和呼吸困难。(3)神经源性炎症。肺神经内分泌肿瘤都有表达神经肽类物质的能力,肿瘤细胞释放神经肽作用于C-纤维,可引起气道神经源性炎症。(4)抗肿瘤治疗相关不良反应。肺癌患者手术后残端炎症反应,手术过程损伤肺C-纤维;化疗或放疗后气道黏膜损伤,使气道反应性增高。这些因素可能同时存在,共同作用加剧咳嗽。最近一项使用功能性磁共振成像扫描的研究发现,在辣椒素(辣椒提取物)引发的"迫切咳嗽"过程中,几个皮层区域被激活[11],因对诱发咳嗽的积极抑制导致大脑其他区域激活[11]。这种情况表明,髓上通路在咳嗽的意识调节中是重要的。此外,下行抑制通路也被认为可以调节咳嗽反射[12],类似于疼痛中的神经通路,解释了存在疼痛[13]等刺激时咳嗽减少。阿片类药物和加巴喷丁可能是通过增强这些途径[14]来发挥其镇咳作用。

二、流行病学特征

我国肺癌的发病率和死亡率均位居恶性肿瘤首位[15-16]。中国肺癌发病率和死亡率分别占全球的37.0%和39.8%[2]。50%以上的肺癌患者在诊断时有咳嗽症状[17-18]。咳嗽为中央型肺癌的早期症状,周围型肺癌患者早期咳嗽较少。肺癌手术后约25%的患者出现慢性干咳[19]。36.2%的肺癌相关性咳嗽患者在癌症诊断后才开始出现咳嗽症状;而确诊肺癌前出现咳嗽症状的患者,其咳嗽症状存在的中位时间为12.4周,但个体间差异大。多数患者为中至重度咳嗽,肺癌患者咳嗽的视觉模拟评分(VAS)为32(20~51)分[20]、40(20~69)分[21]。肺癌患者咳嗽往往迁延不愈,中位持续时间为52(9~260)周[20],而25%的患者在肺癌术后咳嗽持续时间超过5年[8]。美国和欧洲接受化疗的晚期非小细胞肺癌患者中,90%以上的患者出现咳嗽,且64.8%的患者存在慢性咳嗽[22-23]。62%的肺癌患者认为咳嗽严重到需要治疗的程度[20]。

三、诊断

咳嗽为中心型肺癌的早期症状和常见症状,发生率为25%~86%不等[24-26]。早期普通X线检查常无异常,故容易漏诊、误诊。因此在详细询问病史后,对有长期吸烟史,出现刺激性干咳、痰中带血、胸痛及消瘦等症状或原有咳嗽性质发生改变的患者,应高度怀疑肺癌的可能,进一步进行影像学检查和支气管镜检查。确诊肺癌患者既往无呼吸系统疾病病史,除干咳外无其他症状,经实验室检查和影像学检查排除其他原因引起的咳嗽,应考虑诊断为肺癌相关性咳嗽。肺癌患者术后出现的咳嗽,经胸部 CT 检查排除哮喘、鼻后滴漏综合征(posterior nasal drip syndrome,PNDS)等其他疾病的患者可使用甲磺司特进行治疗性诊断。肺癌患者针对肿瘤进行放化疗后出现的咳嗽,没有合并其他引起咳嗽的证据时,可使用皮质类固醇进行治疗性诊断。经抗癌治疗和/或镇咳治疗后,肺癌患者咳嗽完全缓解,说明肺癌相关性咳嗽诊断明确且治疗方案正确;如未完全缓解,应重新评估影响疗效的原因及可能合并的其他病因,进行鉴别诊断,具体参考下图[27]。

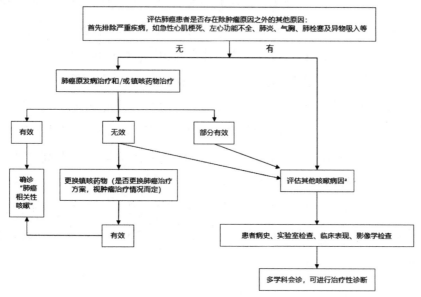

注:^a 除外肿瘤相关因素,排除严重疾病,如急性心肌梗死、左心功能不全、肺炎、气胸、肺栓塞及异物吸入等。肺癌相关咳嗽的其他常见病因:(1)慢性支气管炎、慢性阻塞性肺疾病等既往呼吸系统疾病的加重或急性发作期;(2)感染;(3)胸腔或心包积液;(4)胃食管反流疾病;(5)其他:如合并咳嗽变异性哮喘、嗜酸粒细胞性支气管炎、上气道咳嗽综合征等。

四、治疗

肺癌相关性咳嗽的治疗主要是病因治疗和镇咳药物治疗。应先明确患者咳嗽的病因,进行针对性治疗。针对肿瘤的治疗是缓解肺癌相关性咳嗽的最佳方案[8]。肺癌的治疗应当采取多学科会诊与个体化治疗相结合的原

则,根据患者的机体状况、肿瘤的病理组织学类型和分子分型、侵及范围和
发展趋势采取多学科综合治疗的模式,有计划、合理应用手术、放疗、化疗、
分子靶向治疗、免疫治疗、微创介入治疗等手段,以期达到最大限度地延长
患者的生存时间、提高生存率、控制肿瘤的进展和改善患者生活质量的目
标。药物治疗是肺癌相关性咳嗽的主要治疗方式。咳嗽可能存在中枢敏化
的过程[28],应及早给予有效的镇咳治疗,尽早减轻咳嗽症状。中枢镇咳药物
是治疗肺癌相关性咳嗽的最有效药物[8],阿片类药物是最具代表性的中枢
镇咳药物[29]。系统评价和 meta 分析显示在各种治疗方式中,阿片类药物可
以有效缓解肺癌相关性咳嗽[30-31]。临床常用的中枢镇咳药物包括可待因、
右美沙芬、吗啡、福尔可定等。《成人肺癌相关性咳嗽处理:胸部指南和专家
小组报告》中指出,若因持续性使用阿片类药物产生耐药性或由于诸多原因
未首选阿片类药物治疗时,建议使用外周性镇咳药[29]。除镇咳药物之外,祛
痰剂、减充血剂、抗组胺药物也是复方镇咳药物的常见成分。在阿片类药物
镇咳无效或不耐受,且外周镇咳药物无效的情况下,可尝试使用局部麻醉药
进行镇咳,代表药物包括雾化利多卡因、雾化丁哌卡因等[29]。建议将皮质类
固醇用于治疗肺癌患者因化疗或放射性肺炎引起的咳嗽。甲磺司特可缓解
肺癌术后的咳嗽[8]。白三烯受体拮抗药(如孟鲁司特钠),对缓解气道炎症、
过敏反应等起到一定的作用,对肺癌相关性咳嗽合并气道高敏感性的患者
具有疗效。

参考文献

[1] 中华医学会肿瘤学分会,中华医学会杂志社.中华医学会肿瘤学分会肺癌临床诊疗
    指南(2021版)[J].中华医学杂志,2021,101(23):1725-1757.

[2] Sung H,Ferlay J, Siegel RL, et al. Global cancer statistics 2020:GLOBOCAN estimates
    of incidence and mortality worldwide for 36 cancers in 185 countries[J]. CA Cancer J
    Clin, 2021, 71(3):209-249.

[3] 中华医学会呼吸病学分会哮喘学组.咳嗽的诊断与治疗指南(2015)[J].中华结核
    和呼吸杂志,2016,39(5):323-354.

［4］Irwin RS, Baumann MH, Bolser DC, et al. Diagnosis and management of cough executive summary:ACCP evidence-based clinical practice guidelines［J］. Chest, 2006, 129(1 Suppl):1-23.

［5］Kardos P, Dinh QT, Fuchs KH, et al. German Respiratory Society guidelines for diagnosis and treatment of adults suffering from acute,subacute and chronic cough［J］. Respir Med, 2020, 170:105-939.

［6］中华医学会,中华医学会杂志社,中华医学会全科医学分会,等.咳嗽基层诊疗指南 (2018)［J］.中华全科医师杂志, 2019, 18(3):207-219.

［7］Morice AH,Millqvist E, Bieksiene K, et al. ERS guidelines on the diagnosis and treatment of chronic cough in adults and children［J］. Eur Respir J, 2020, 55(1):190-1136.

［8］赖克方, 钟南山. 慢性咳嗽［M］. 2 版.北京:人民卫生出版社, 2019.

［9］赵凌云,李宏云. 慢性咳嗽的治疗新进展［J］.中国全科医学,2021,24(8):930-940, 946.

［10］Harle AS, Blackhall FH, Smith JA, et al. Understanding cough and its management in lung cancer［J］.Curr Opin Support Palliat Care, 2012, 6(2):153-162.

［11］Mazzone SB, Cole LJ, AndoA, et al. Investigation of the neural control of cough and cough suppression in humans using functional brain imaging［J］. Neurosci,2011,31: 2948-2958.

［12］Sessle BJ, Ball GJ, Lucier GE. Suppressive influences fromperiaqueductal gray and nucleus raphe magnus on respiration and related reflexactivitiesandon solitary tract neurons, and effect of naloxone［J］. Brain Res,1981,216:145-161.

［13］Young EC, Houghton LAH, HoltKJ, et al. Endogenous inhibition of experimentally induced cough in healthy subjects［J］. Thorax,2011,66:66.

［14］Fields H. State-dependent opioid control of pain［J］. Nat Rev Neurosci, 2004, 5: 565-575.

［15］郑荣寿,孙可欣, 张思维, 等. 2015 年中国恶性肿瘤流行情况分析［J］. 中华肿瘤杂志,2019,41(1):19-28.

［16］Chen WQ, Zheng RS, Baade PD, et al. Cancer statistics in China, 2015［J］. CA Cancer J Clin,2016,66(2):115-132.

［17］中国临床肿瘤学会指南工作委员会.中国临床肿瘤学会（CSCO）非小细胞肺癌诊

疗指南(2020)[M].北京:人民卫生出版社,2020.

[18] 中国临床肿瘤学会指南工作委员会.中国临床肿瘤学会(CSCO)小细胞肺癌诊疗指南(2021)[M].北京:人民卫生出版社,2020.

[19] Miyamoto H, Sakao Y, Sakuraba M, et al. Usefulness ofsuplatast tosilate for chronic cough following lung cancer surgery[J]. Gen Thorac Cardiovasc Surg,2009,57(9):463-466.

[20] Harle A, Blackhall FH,Molassiotis A, et al. Cough in patients with lung cancer:a longitudinal observational study of characterization and clinical associations[J]. Chest,2019,155(1):103-113.

[21] Harle A,Molassiotis A, Buffin O, et al. A cross sectional study to determine the prevalence of cough and its impact in patients with lung cancer:a patient unmet need [J]. BMC Cancer,2020,20(1):9.

[22] Iyer S, Roughley A, Rider A, et al. The symptom burden of nonsmall cell lung cancer in the USA:a real-world cross-sectional study[J]. Support Care Cancer,2014,22(1):181-187.

[23] Iyer S, TaylorStokes G, Roughley A. Symptom burden and quality of life in advanced nonsmall cell lung cancer patients in France and Germany[J]. Lung Cancer, 2013, 81(2):288-293.

[24] Gadaleta C, Mattioli V, Colucci G, Cramarossa A, Lorusso V, CannielloE,Timurian A, Ranieri G, Fiorentini G, De Lena M, Catino A. Radiofrequency ablation of 40 lung neoplasms:preliminary results[J]. AR AmJ Roentgenol,2004,183(2):361-368.

[25] Harle AS, Blackhall FH, Smith JA, Molassiotis A. Understanding cough and its management in lung cancer[J]. Curr Opin Support Palliat Care,2012,6(2):153-162.

[26] Molassiotis A, Lowe M, Elis J, Wagland R, Bailey C, Lloyd-Williams M, Tishelman c, Smith J. The experience of cough in patients diagnosed with lung cancer[J]. Support Care Cancer,2011,19(12):1997-2004.

[27] 中国抗癌协会癌症康复与姑息治疗专业委员会. 肺癌相关性咳嗽诊疗中国专家共识[J].中华医学杂志, 2021,101(35):2751-2759.

[28] Gibson PG,Vertigan AE. Management of chronic refractory cough[J]. BMJ, 2015,351:5590.

[29] Molassiotis A, Smith JA, Mazzone P, et al. Symptomatic treatment of cough among adult patients with lung cancer:CHEST guideline and expert panel report[J]. Chest, 2017, 151(4):861-874.

[30] Yancy WS, McCrory DC,Coeytaux RR, et al. Efficacy and tolerability of treatments for chronic cough:a systematic review and meta-analysis[J]. Chest, 2013, 144(6): 1827-1838.

[31] 国家药典委员会.中华人民共和国药典临床用药须知[M]. 北京:中国医药科技出版社,2017.

第六节　心理性咳嗽

　　心理性咳嗽是由于患者严重的心理问题引起,又称为习惯性咳嗽、心因性咳嗽,儿童相对常见。在精神疾病分类中,没有心理性疾病分类的诊断名词,发病机制可能不是单一的心理因素,而与中枢调节紊乱有关,因此称之为中枢性咳嗽可能更为合理[1]。典型表现为日间咳嗽,专注于某一事物及夜间休息时咳嗽消失,常伴随焦虑症状。多种心理因素,如感觉、信念、情绪、学习及习惯方式等可导致咳嗽,临床应予以重视[2]。

　　目前心理性咳嗽的诊断系排他性诊断,缺乏特异性诊断标准,只有在排除慢性咳嗽的常见病因和少见病因后才能考虑此诊断。对于儿童心理性咳嗽患者,暗示疗法、心理疏导等心理治疗措施可获益[3-7],可以短期应用止咳药物辅助治疗。对年龄大的患者可适当应用抗焦虑或抗忧郁等精神类药物,辅以心理干预治疗。儿童患者应注意与抽动秽语综合征(tourette syndrome)相鉴别。

参考文献

[1] Association Da P. Diagnostic and statistical manual of mental disorders[J]. Arlington:American Psychiatric Publishing, 2013.

[2] Van Den Bergh O, Van Diest I, Dupont L, Davenport PW. On the psychology of cough [J]. Lung, 2012, 190(1):55-61.

[3] Ran D Anbar, Howard R Hall; Childhood habit cough treated with self-hypnosis[J].The Journal of pediatrics,2004 Feb,144(2):213-217.

[4] Fitzgerald DA, Kozlowska K. Habit cough:assessment and management[J]. Paediatr Respir Rev, 2006,7(1):21-25.

[5] Haydour Q, Alahdab F, Farah M, et al. Management and diagnosis of psychogenic cough, habit cough, and tic cough:a systematic review[J]. Chest, 2014, 146(2):

355-372.

[6] Weinberger M. The habit cough syndrome and its variations[J]. Lung, 2012,190(1):45-53.

[7] 孙彩霞. 心因性咳嗽 1 例[J]. 中国当代儿科杂志,2008, 10(3):4.

第五章　不明原因性咳嗽

第一节　难治性咳嗽

　　长期以来,国内外关于难治性慢性咳嗽的定义尚未完全统一。早期有文献称之为"特发性慢性咳嗽(idiopathic cough)",美国胸科医师学会推荐使用"不明原因咳嗽(unexplained cough)"这一概念[1],意指患者可能存在潜在的咳嗽病因,但以目前的医疗技术条件尚未发现。澳大利亚称之为"难治性慢性咳嗽(chronic refractory cough)"[2]。现如今难治性慢性咳嗽这一诊断名词已被越来越多的指南和文献采用[3-5]。咳嗽敏感性增高是慢性咳嗽,特别是难治性慢性咳嗽的主要临床与病理生理学特征。"咳嗽高敏综合征(cough hypersensitivity syndrome)"是近年来提出的一个新的诊断名词,旨在从咳嗽神经的生理角度来阐述慢性咳嗽[6]。《中国难治性慢性咳嗽的诊断与治疗专家共识》依照中国《咳嗽的诊断与治疗指南(2015)》,建议将难治性慢性咳嗽定义为:咳嗽时长>8周,经过推荐的规范检查和治疗后,原因仍然不明的慢性咳嗽;经过针对慢性咳嗽已知病因的经验性治疗,咳嗽仍不能缓解的慢性咳嗽;部分有慢性咳嗽病因的检查证据,但治疗效果差,咳嗽持续的慢性咳嗽。多数难治性慢性咳嗽患者伴有喉部感觉异常,包括咽痒、咽异物感、黏液附着感等[7-8]。同时,国外报道有40%~47%的难治性慢性咳嗽患者会出现声带功能异常,如声带反复异常运动、发音时中外侧喉肌收缩等[9-10]。难治性慢性咳嗽患者往往咳嗽敏感性增高,表现为低阈值的化学刺激(如辣椒素、柠檬酸、ATP等)或物理刺激(耳咳反射、气道振动等)即可诱发咳嗽[6,11-12]。

一、发病机制及病因

咳嗽敏感性增高是慢性咳嗽,特别是难治性慢性咳嗽的主要临床与病理生理学特征。目前难治性咳嗽的病因主要分为以下两方面。

1. 外周机制:气道感觉神经末梢广泛分布于气道上皮和气道上皮基底层,其表面表达多种离子通道,如瞬时受体电位香草素 1(TRPV1)、瞬时受体电位锚蛋白 1(TRPA1)、瞬时感受器电位离子通道 4(TRPV4)等,以及前列腺素、细胞因子等炎症介质受体,如前列腺素 E2、前列腺素 D2、干扰素 γ、三磷酸腺苷(ATP)等[13-17]。一方面,外界刺激物可以直接作用于气道感觉神经末梢离子通道,诱发咳嗽;另一方面,其诱发的气道炎症伴随炎症介质的增多,可作用于气道感觉神经末梢相应受体,引起兴奋,释放的神经肽如 P 物质可以进一步促进气道炎症细胞的浸润、活化,从而形成持续气道感觉迷走神经高敏的正向循环。长期的炎症刺激可诱发产生气道神经重塑现象,表现为气道黏膜神经长度及分支点增加[18],这种神经功能及结构改变导致的神经重塑,可能是引起咳嗽敏感性持续增高、咳嗽顽固的原因。

2. 中枢机制:脑功能磁共振成像发现,难治性慢性咳嗽患者与健康人在接受致咳剂激发后脑区活动存在差异,难治性慢性咳嗽患者参与咳嗽感觉传入的中脑区域活动增强,主观抑制咳嗽的脑区活动减弱,提示难治性慢性咳嗽患者可能存在中枢高敏现象,这种现象与咳嗽中枢的上下行通路活动改变有关[19]。目前关于调控咳嗽中枢环路重塑的机制尚未明确,推测与中枢胶质细胞和突触相互作用相关,气道感觉神经的兴奋传入促进胶质细胞向突触聚集并活化,活化的胶质细胞释放多种细胞因子(CXC 趋化因子亚族 12、白细胞介素 1β、肿瘤坏死因子 α 等),神经营养因子(神经生长因子、脑源性神经营养因子)促进突触兴奋性递质谷氨酸释放,抑制性递质 γ-氨基丁酸释放,进而提升了中枢对外周气道感觉神经传入信号的敏感性[20-21]。

二、流行病学

目前,国内外难治性慢性咳嗽的流行病学资料较少。英国、美国的小样本研究表明特发性咳嗽或不明原因咳嗽患者占慢性咳嗽患者的比例分别为26%、12%[22-23]。而我国的全国多中心慢性咳嗽病因调查显示,不明原因咳嗽的慢性咳嗽患者比例约为8.4%[24]。不同国家和地区难治性慢性咳嗽的比例差异可能与慢性咳嗽诊断条件不同有关。难治性慢性咳嗽病程可达数年甚至数十年[25]。可发生于任何年龄,国内多见于中年人,男女比例相当,但欧美以老年女性为主[26]。病毒感染是难治性慢性咳嗽最常见的诱因[25]。主要表现为全天间歇性发作性干咳,咳嗽通常起源于咽喉部,接触咳嗽刺激物(异味、香水、油烟等)、非咳嗽刺激物(大声说话、进食等)均可加重咳嗽[6,27]。难治性慢性咳嗽患者往往因咳嗽症状迁延不愈而反复就诊于多家医院,多次或重复接受各种检查,服用甚至滥用各种止咳药物、抗菌药物,并因此引起各种药物不良反应,这不仅严重影响了患者的工作、学习及生活质量,而且给患者造成巨大的经济负担[28]。

三、诊断

难治性慢性咳嗽是一种排除性诊断,其诊断需要对慢性咳嗽的潜在病因进行系统性排查,主要根据患者的病史、实验室检查及经验性治疗来排除已知可能的慢性咳嗽病因,或排除对患者已知的慢性咳嗽病因规范治疗的不利影响因素,最后才能考虑诊断难治性慢性咳嗽[29]。

1. 依照中国《咳嗽的诊断与治疗指南(2015)》的慢性咳嗽诊断流程,排查慢性咳嗽常见病因及少见病因,根据病史选择有关检查并进行经验性治疗。诊断与经验性治疗应同步或顺序进行[30-31]。建议针对慢性咳嗽常见病因的经验性治疗的时间为2~4周。

2. 治疗部分有效或无效时,应排查患者在工作或生活环境中是否存在与咳嗽相关的暴露因素,明确合并症是否经过充分治疗。存在暴露因素的患者需更换工作或生活环境[32],有合并症的患者应在原有治疗的基础上充分治疗合并症。

3. 在去除暴露因素并充分治疗合并症的条件下,若治疗效果仍欠佳,应进一步评估当前诊断下的治疗是否充分,即治疗强度及疗程是否达到当前疾病严重程度的治疗水平。同时,应根据中国《咳嗽的诊断与治疗指南(2015)》进一步完善相关检查,根据检查结果调整治疗方案,如建议行高分辨率 CT、纤维支气管镜检查,对少见病因如气道异物、骨化性气管支气管病、支气管内膜结核、早期中央型肺癌等进行排查。

4. 治疗过程还需评估患者治疗的依从性,并分析患者依从性差的原因,在充分沟通的基础上,通过患者教育提高患者治疗依从性。

5. 在排查上述情况后,如果咳嗽持续存在,则可以考虑诊断为难治性慢性咳嗽。

四、治疗

难治性慢性咳嗽的主要治疗目标为通过药物或非药物治疗控制咳嗽,减轻患者痛苦和提升患者生活质量。由于病因不明或缺乏有效的治疗措施,难治性慢性咳嗽治疗很困难,疗效多欠佳或因复发使疗效不持久。不过,对于少部分难治性慢性咳嗽患者,有效的镇咳治疗有可能阻断中枢或外周咳嗽通路之间相互兴奋的恶性循环,促进部分咳嗽患者病因自愈,有望起到长期控制咳嗽的效果[33]。对病因明确的难治性慢性咳嗽患者,建议采用所有针对病因的治疗措施来缓解咳嗽症状。如有食管裂孔疝的难治性胃食管反流性咳嗽或者慢性鼻窦炎导致的上气道咳嗽综合征患者,在药物治疗无效时需要考虑外科手术治疗。针对病因标准治疗效果不佳时,要注意查明影响疗效的各种因素,如咳嗽变异性哮喘及变应性咳嗽的变应原接触情况等,在此基础上给予足够的药物治疗剂量和疗程,并确保患者对治疗的依从性。胃食管反流性咳嗽患者,在常规剂量抗酸治疗无效的基础上,可加强剂量进行抗酸治疗。经上述强化治疗,部分患者的顽固性咳嗽很可能得到控制或改善。当病因治疗失败时,治疗方法和病因不明的难治性慢性咳嗽相同。对于病因不明的难治性慢性咳嗽,目前可使用如加巴喷丁、普瑞巴林、阿米替林等神经调节剂以及吗啡、可待因等止咳药缓解咳嗽症状。近年来临床研究发现神经调节剂对治疗难治性慢性咳嗽有一定疗效,并得到中国《咳嗽的诊断与治疗指南(2005)》、美国胸科医师学会和欧洲呼吸病学会咳嗽指南的推荐。随着对咳嗽机制的认识不断深入,以咳嗽通路为靶点的临床试验正在陆续开展,包括 TRPV1 拮抗剂、TRPV4 拮抗剂、电压门控钠离子通道 NaV1.7 拮抗剂等[34-37]。多项临床研究均证实 P2X3 受体拮抗剂可以显著改善难治性慢性咳嗽患者的咳嗽频率、咳嗽冲动、咳嗽严重程度[38-40]。一项临床试验发现 AF-219 50mg/次,每天 2 次与 AF-219 600mg/次,每天 2 次在缓解难治性慢性咳嗽患者咳嗽症状上效果类似,但味觉障碍发生率明显降低[39]。另外,语言病理治疗是一种有效改善难治性慢性咳嗽患者咳嗽症状的非药物治疗方式,主要包含教育、抑制咳嗽练习、减少咽喉刺激和心理辅导四部分。根据病情需要,治疗可以持续 3~4 个疗程[41]。难治性慢性咳嗽在中医属于"顽咳"的范畴,中医中药治疗慢性咳嗽有悠久的历史与宝贵的经验,亦有众多的方剂,但尚需更多的循证医学研究。

参考文献

[1] Gibson P, Wang G, McGarvey L, et al. Treatment of unexplained chronic cough:CHEST guideline and expert panel report[J]. Chest, 2016,149(1):27-44.

[2] Ryan NM, Vertigan AE, Birring SS. An update and systematic review on drug therapies for the treatment of refractory chronic cough[J]. Expert Opin Pharmacother, 2018,19(7):687-711.

[3] Kardos P, Dinh QT, Fuchs KH, et al. Guidelines of the German Respiratory Society for diagnosis and treatment of adults suffering from acute, subacute and chronic cough[J]. Pneumologie, 2019,73(3):143-180.

[4] Morice AH, Millqvist E, Bieksiene K, et al. ERS guidelines on the diagnosis and treatment of chronic cough in adults and children[J]. Eur Respir J, 2020,55(1).

[5] Joshua PMetlay, Grant W Waterer, Ann C Long, et al. Diagnosis and Treatment of Adults with Community-acquired Pneumonia. An Official Clinical Practice Guideline of the American Thoracic Society and Infectious Diseases Society of America[J]. American journal of respiratory and critical care medicine,2019,200(7):45-67.

[6] Morice AH, Millqvist E, Belvisi MG, et al. Expert opinion on the cough hypersensitivity syndrome in respiratory medicine[J]. Eur Respir J, 2014,44(5):1132-1148.

［7］ Vertigan AE, Gibson PG. Chronic refractory cough as a sensory neuropathy:evidence from a reinterpretation of cough triggers［J］. Voice, 2011, 25(5):596-601.

［8］ Long L, Yao H, Tian J, et al. Heterogeneity of cough hypersensitivity mediated by TRPV1 and TRPA1 in patients with chronic refractory cough［J］. Respir Res, 2019,20(1): 112.

［9］ Vertigan AE, Theodoros DG, Winkworth AL, et al. Perceptual voice characteristics in chronic cough and paradoxical vocal fold movement［J］. Folia Phoniatr Logop, 2007,59 (5):256-267.

［10］ Vertigan AE, Kapela SM, Kearney EK, et al. Laryngeal dysfunction in coughhypersensitiviysyndrome:acrosssectionalobservationalstudy［J］. Allergy Clin Immunol Pract, 2018, 6(6):2087-2095.

［11］ Kamimura M, Mouri A, Takayama K, et al. Cough challenge tests involving mechanical stimulation of the cervical trachea in patients with cough as a leading symptom［J］. Respirology, 2010,15(8):1244-1251.

［12］ Mai Y, Zhan C, Zhang S, et al. Arnold nerve reflex:vagal hypersensitivity in chronic cough with various causes［J］. Chest, 2020,158(1):264-271.

［13］ Canning BJ, Chang AB, Bolser DC, et al. Anatomy and neurophysiology of cough: CHEST Guideline and Expert Panel report［J］. Chest,2014,146(6):1633-1648.

［14］ Driessen AK, McGovern AE, Narula M, et al. Central mechanisms of airway sensation and cough hypersensitivity［J］. Pulm Pharmacol Ther, 2017,47:9-15.

［15］ Lin RL, Gu Q, Lee LY. Hypersensitivity of vagal pulmonary afferents induced by tumor necrosis factor alpha in mice［J］. Front Physiol, 2017,8:411.

［16］ Deng Z, Zhou W, Sun J, et al. IFN-yenhances the cough reflex sensitivity via calcium influx in vagal sensory neurons［J］. Am J Respir Crit Care Med, 2018, 198 (7): 868-879.

［17］ Maher SA, Birrell MA, Adcock JJ, et al. Prostaglandin D2 and the role of the DP1, DP2 and TP receptors in the control of airway reflex events［J］. Eur Respir J, 2015,45 (4):1108-1118.

［18］ ShapiroCO, Proskocil BJ, Oppegard LJ, et al. Airway sensory nerve density is increased in chronic cough［J］. Am J Respir Crit Care Med, 2021, 203(3):348-355.

145

[19] Ando A, Smallwood D, McMahon M, et al. Neural correlates of cough hypersensitivity in humans:evidence for central sensitisation and dysfunctional inhibitory control[J]. Thorax, 2016,71(4):323-329.

[20] Borghi SM, Fattori V, Hohmann M, et al. Contribution of spinal cord oligodendrocytes to neuroinflammatory diseases and pain [J]. Curr Med Chem, 2019, 26 (31): 5781-5810.

[21] Kawasaki Y, Zhang L, Cheng JK, et al. Cytokine mechanisms of central sensitization: distinct and overlapping role of interleukin-1beta, interleukin-6, and tumor necrosis factor-alpha in regulating synaptic and neuronal activity in the superficial spinal cord [J]. Neurosci, 2008,28(20):5189-5194.

[22] Birring SS, Passant C, Patel RB, et al. Chronic tonsillar enlargement andcough:preliminary evidence of a novel and treatable cause of chronic cough[J]. Eur Respir J, 2004, 23(2):199-201.

[23] Poe RH, Harder RV, Israel RH, et al. Chronic persistent cough. Experience in diagnosis and outcome using an anatomic diagnostic protocol[J]. Chest, 1989, 95 (4): 723-728.

[24] Lai K, Chen R, Lin J, et al. Aprospective,multicenter survey on causes of chronic cough in China[J]. Chest, 2013,143(3):613-620.

[25] Haque RA, Usmani OS, Barnes PJ. Chronic idiopathic cough:a discrete clinicalentity [J]. Chest, 2005, 127(5):1710-1713.

[26] LaiK,LongL,YiF,etal. Ageandsex distribution of chinese chronic cough patients and their relationship with capsaicin cough sensitivity[J]. Allergy Asthma Immunol Res, 2019,11 (6):871-884.

[27] Vertigan AE, Gibson PG. Chronic refractory cough as a sensory neuropathy:evidence from a reinterpretation of cough triggers[J]. Voice, 2011,25(5):596-601.

[28] 赖克方,李斌恺,王法霞,等.慢性咳嗽患者的诊疗现状调查[J].国际呼吸杂志, 2011, 31(9):645-647.

[29] 中华医学会呼吸病学分会哮喘学组.咳嗽的诊断与治疗指南(2015)[J].中华结核和呼吸杂志,2016,39(5):323-354.

[30] Deng HY, Luo W, Zhang M, et al. Initial empirical treatment based on clinical feature

of chronic cough[J]. Clin Respir J, 2016, 10(5):622-630.

[31] Wei W, Yu L, Wang Y, et al. Efficacy and safety of modified sequential three-step empirical therapy for chronic cough[J]. Respirology, 2010,15(5):830-836.

[32] TarloSM. Cough:occupational and environmental considerations:ACCP evidence-Based-clinical practice guidelines[J]. Chest,2006, 129(1Suppl):186-196.

[33] 余莉,陈强,邱忠民.难治性咳嗽的诊治[J]. 中华结核与呼吸病学杂志, 2016,39(5):383-386.

[34] Khalid S, Murdoch R, Newlands A, et al. Transient receptor potential vanilloid 1 (TRPV1) antagonism in patients with refractory chronic cough:a double-blind randomized controlled trial[J]. Allergy Clin Immunol, 2014,134(1):56-62.

[35] Belvisi MG, Birrell MA, Wortley MA, et al. XEND0501,a novel transient receptor potential vanilloid 1 antagonist, does not reduce cough in patients with refractory cough [J]. Am J Respir Crit Care Med, 2017, 196(10):1255-1263.

[36] Smith JA, McGarvey L, Badri H, et al. Effects of a novel sodium channel blocker, GSK2339345, in patients with refractory chronic cough[J]. Int J Clin Pharmacol Ther, 2017,55(9):712-719.

[37] Ludbrook VJ, Hanrott KE, Marks-Konczalik J, et al. S27 A placebo-controlled, double blind, randomised, cross over study to assess the efficacy,safety and tolerability of TRPV4 inhibitor GSK2798745 in participants with chronic cough[J]. Thorax, 2019, 74:18.

[38] Garceau D, Chauret N. BLU-5937:A selective P2X3 antagonist with potent anti tussive effect and no taste alteration[J]. Pulm Pharmacol Ther, 2019,56:56-62.

[39] Smith JA, Kitt MM, Butera P, etal. Gefapixant in two randomised dose-escalation studies in chronic cough[J]. Eur Respir J, 2020,55(3).

[40] Smith JA, Kitt MM, Morice AH, et al. Gefapixant, a P2X3 receptor antagonist, for the treatment of refractory or unexplained chronic cough:a randomised, double-blind, controlled, parallel group, phase 2b trial[J]. lancet Respir Med, 2020,8(8):775-785.

[41] Vertigan AE, Haines J, Slovarp L. An update on speech pathology management of chronic refractory cough[J]. Allergy Clin Immunol Pract, 2019,7(6):1756-1761.

第二节　不明原因咳嗽

不明原因咳嗽(unexplained chronic cough,UCC)是一种具有临床意义的慢性咳嗽,临床上通常将不明原因慢性咳嗽定义为以咳嗽为唯一症状或主要症状、时间超过 8 周、胸部 X 线检查无明显异常,简称慢性咳嗽。多数慢性咳嗽患者可以获得明确的病因诊断并在针对性治疗后咳嗽可缓解。然而,有一部分慢性咳嗽患者在进行了全面检查、治疗之后,病因仍无法明确,既往将这一类咳嗽归为不明原因慢性咳嗽,又称为特发性咳嗽。由于这些患者普遍存在咳嗽高敏感性,近年来提出一个新的诊断名词"咳嗽高敏综合征(CHS)",用于描述此类慢性咳嗽患者。由于长时间咳嗽,给患者带来痛苦和烦恼,因而经常就诊。此病病因诊断不易,经常被简单诊断为上呼吸道感染或急性支气管炎等病情,给予服用抗生素或抗病毒药物。实际上许多咳嗽与细菌或病毒感染并无直接关系,滥用抗生素或抗病毒药物不但没有治疗效果,反而会延误病情,甚至使病情复杂化,造成不必要的经济浪费和精神负担。因此,需要认真对待慢性咳嗽,寻找病因,以达到治疗目的。

一、发病机制及病因

目前咳嗽高敏感性的机制尚未完全明确,目前主要观点是:咳嗽超敏反应的机制涉及外周敏感化(咳嗽纤维传入神经的炎症介导的敏感化,降低了上呼吸道和下呼吸道的咳嗽阈值)和中枢敏化(增加了中枢感觉通路的兴奋性)[1-2]。中枢易化及外周感觉通路过度激活、气道炎症等被认为参与了咳嗽高敏感性的发生发展过程。

二、流行病学特征

咳嗽敏感性(cough reflex sensitivity)是指机体在接受外界刺激(包括化

学、机械、温热)时,表现出来的咳嗽难易程度。目前咳嗽高敏综合征的主要定义为咳嗽敏感性升高、全面检查仍不能归于已知病因的一些特发性慢性咳嗽患者[3-4]。与此相类似,Chung[5]将咳嗽高敏综合征定义为咳嗽时间持续超过 8 周,伴典型的刺激症状或感觉,并表现出咳嗽敏感性增高,其中咳嗽高敏感性是咳嗽高敏综合征定义中最主要的特征。咳嗽高敏综合征的临床特征主要表现为慢性刺激性干咳,对一种或者多种咳嗽激发物如冷空气、讲话及气味等敏感,咽喉部存在咳嗽冲动,并严重影响患者生活质量[3]。另外,咳嗽高敏综合征患者以中年女性较为常见[6],经常以上呼吸道感染作为起病的首发因素[7]。

三、诊断

不明原因慢性咳嗽的诊断原则:必须经过系统的慢性咳嗽病因检查,排除已知的慢性咳嗽病因,在针对慢性咳嗽病因治疗无效的情况下,方可考虑不明原因慢性咳嗽。这类患者以中年女性多见,常以上呼吸道感染作为起病的首发因素,主要表现为慢性刺激性干咳,伴咽痒或异物感,对油烟、灰尘、异味及冷空气敏感,有时讲话及紧张亦会引起咳嗽,对目前的常规治疗无效,严重影响患者生活质量。临床诊断不明原因慢性咳嗽需慎重,应在进行了慢性咳嗽相关的检查和相关治疗后,咳嗽病因仍不能明确,症状不能缓解者方可考虑。

四、治疗

基于咳嗽高敏综合征的病理生理学特征,治疗应以降低咳嗽敏感性为目的。但目前对咳嗽高敏综合征的治疗选择有限,包括了药物治疗手段及非药物治疗手段。Ryan 等[8]的随机、双盲、对照研究中纳入 62 例难治性慢性咳嗽患者,观察到加巴喷丁能显著改善慢性咳嗽患者咳嗽相关生活质量,咳嗽频率及咳嗽严重程度(VAS 评分)均较安慰剂组显著下降,而且患者能较好耐受加巴喷丁的副作用。Jeyakumar 等[9]在另外一项随机对照试验中纳入 28 例慢性咳嗽患者,分为阿米替林治疗组及可待因、愈创甘油醚复合制剂组,结果显示阿米替林治疗组咳嗽相关生活质量改善率明显高于可待因、愈创甘油醚复合制剂组。此外在 Dicpinigaitis 等[10] 的报道中,2 例难治性慢性患者在使用巴氯芬后咳嗽频率及严重程度均下降,辣椒素咳嗽敏感性显著下降。国内 Xu 等[11] 报道了 3 例胃食管反流引起的难治性慢性咳嗽患者,在尝试抗反流治疗无效后,给予巴氯芬(20mg,3 次/d)口服代替抗反流药物,1~4 周后咳嗽症状明显缓解,咳嗽症状积分及辣椒素咳嗽敏感性均显著下降。一些分子靶向药物如 TRPV1 受体拮抗剂、选择性大麻素受体激动剂、钾离子通道开放剂等被证实能起到一定的镇咳作用[12]。Smith 等[13] 在一项双盲、对照试验中应用口服 TRPV1 受体拮抗剂 SB705498 治疗不明原因慢性咳嗽患者,初步结果显示用药 2h 后辣椒素 C5 阈值是安慰剂组的 4 倍,而用药组与安慰剂组的 24h 咳嗽次数无明显差异。非药物治疗手段包括语言病理治疗及咳嗽抑制性生理治疗,统称为咳嗽抑制性治疗(cough suppression therapy,CST)。CST 在改善咳嗽患者相关生活质量、降低咳嗽敏感性及咳嗽频率方面显示出一定效果。根据病情需要,CST 治疗分为 2~4 期[14],主要内容包括教育患者何为咳嗽敏感性、咳嗽高敏感性以及反复大量咳嗽的危害;注意喉部卫生如尽量用鼻子呼吸,减少环境刺激物的吸入以及增加水的摄入频率及摄入量;控制咳嗽发生如辨认咳嗽的激发物,善于利用抑制咳嗽冲动的技巧以及学会改变呼吸的方式;提供心理教育辅导,如鼓励自主性咳嗽,树立治疗目标以及排除心理压力等[15-18]。

参考文献

[1] Gibson P G, Vertigan A E. Management of chronic refractory cough[J]. BMJ,2015,351: 5590.

[2] Belvisi M G, irrel M A, Khalids, et al. Neurophenotypes in Airway Diseases. Insights from Translational Cough Studies[J]. Am J Respir Crit Care Med,2016,193(12):1364-1372.

[3] Birring SS. New concepts in the management of chronic cough[J]. Pulm Pharmacol Ther, 2011, 24(3):334-338.

［4］Morice A, Faruqi S, Wright C, et al. Cough hypersensitivity syndrome：a distinct clinical entity［J］. Lung, 2011, 189(1)：73-79.

［5］Chung KF. Chronic ʹcough hypersensitivity syndromeʹ：a more precise label for chronic cough［J］. Pulm Pharmacol Ther, 2011, 24(3)：267-271.

［6］Patberg KW. The female preponderance to cough hypersensitivity syndrome：another clue pointing to the role of TRPV1 in cough［J］. Lung, 2011, 189(3)：257-258.

［7］Haque RA, Usmani OS, Barnes PJ. Chronic idiopathic cough：a discrete clinical entity［J］. Chest, 2005, 127(5)：1710-1713.

［8］Ryan NM, Birring SS, Gibson PG. Gabapentin for refractory chronic cough：arandomised, double-blind, placebo-controlled trial［J］. Lancet, 2012, 380(9853)：1583-1589.

［9］Jeyakumar A, Brickman TM, Haben M. Effectiveness of amitriptyline versus cough suppressants in the treatment of chronic cough resulting frompostviral vagal neuropathy［J］. Laryngoscope, 2006, 116(12)：2108-2112.

［10］Dicpinigaitis PV, Rauf K. Treatment of chronic, refractory cough with baclofen［J］. Respiration, 1998, 65(1)：86-88.

［11］Xu X, Chen Q, Liang S, et al. Successful resolution of refractory chronic cough induced by gastroesophageal reflux with treatment of baclofen［J］. Cough, 2012, 8(1)：8.

［12］Barnes PJ. The problem of cough and development of novel antitussives［J］. Pulm Pharmacol Ther, 2007, 20(4)：416-422.

［13］Smith JA, Murdoch RD, Newlands A, et al. The impact of a selective oral TRPV1 antagonist in patients with chronic cough［J］. Thorax, 2012, 67(Suppl 2)：128.

［14］Chamberlain S, Garrod R, Birring SS. Cough suppression therapy：Does it work［J］Pulm Pharmacol Ther, 2013, 26(5)：524-527.

［15］Vertigan AE, Theodoros DG, Gibson PG, et al. Efficacy of speech pathology management for chronic cough：a randomised placebo controlled trial of treatment efficacy［J］. Thorax, 2006, 61(12)：1065-1069.

［16］Patel AS, Watkin G, Willig B, et al. Improvement in health status following cough-suppression physiotherapy for patients with chronic cough［J］. Chron Respir Dis, 2011, 8(4)：253-258.

［17］Ryan NM, Vertigan AE, Gibson PG. Chronic cough and laryngeal dysfunction improve

151

with specific treatment of cough and paradoxical vocal fold movement[J]. Cough, 2009, 5:4.

[18] Ryan NM, Vertigan AE, Bone S, et al. Cough reflex sensitivity improves with speech language pathology management of refractory chronic cough[J]. Cough, 2010, 6:5.

第三节　罕见慢性咳嗽

慢性咳嗽的常见病因主要为支气管哮喘(咳嗽变异性哮喘)、嗜酸细胞性支气管炎、胃食管反流性疾病、鼻后滴流综合征(PNDs)及变应性咳嗽,这些病因占慢性咳嗽的 70%~95%。除了慢性咳嗽的常见病因,另外还有部分少见、罕见病因和目前难以明确病因的慢性咳嗽,大约占 20%~30%。这些病因 50% 以上的患者都是以咳嗽为主要症状,特别是早期常表现为单纯的咳嗽症状,但往往是到了后期出现其他伴随症状,如气促、呼吸困难、咯血、发热等才被诊断。因此,我们有必要加强对这类疾病的认识。

理论上任何刺激和引起咳嗽反射的疾病都能引发咳嗽。从病原学角度,少见病因引起的咳嗽绝大多数是非感染因素所致。从解剖学的角度,可以分为呼吸系统疾病和非呼吸系统疾病二大类,涉及疾病种类最多的是呼吸系统疾病,特别是气管-支气管疾病,现将国内外报道的有关疾病归纳如下(表1)。

表1　少见慢性咳嗽病因

呼吸系统疾病	非呼吸系统疾病
气管-支气管软化症	结缔组织疾病
气道狭窄	类风湿性关节炎
气管支气管软化囊性纤维性骨炎	系统性红斑狼疮
巨大气管-支气管症	硬皮病
气管-支气管淀粉样变	干燥综合征
气管异物	复发性多软骨炎
支气管结石病	混合性结缔组织病
淋巴管肌瘤病	血管炎

续表

呼吸系统疾病	非呼吸系统疾病
肺朗格汉斯细胞组织细胞增生症	韦格氏肉芽肿病
肺泡微结石症	巨细胞性动脉炎
高原反应	食道疾病
扁桃体肥大	支气管食管瘘
纵隔肿瘤	炎性肠疾病
肺水肿	克罗恩病
肺栓塞	溃疡性结肠炎
药源性咳嗽	甲状腺疾病
声带功能障碍	甲状腺肿
其他	甲状腺炎 其他

表 1 所列引起咳嗽的非呼吸系统疾病,实际上只是指原发疾病不在呼吸系统,其中很多疾病会合并肺部或气管的病变,也有些是多系统疾病,如各种结缔组织病、风湿病、血管炎等。当然,除了这些疾病,还有其他少见或罕见的疾病表现为慢性咳嗽,有待于在临床实践中不断补充完善。少见病因引起的慢性咳嗽诊断困难,除了临床医生对这类疾病的认识不足外,另外一个原因是这些疾病,特别是疾病早期往往缺乏特异或是特征性的影像学改变。例如,在诊断大气道疾病方面,胸部 X 片和 CT 扫描等影像检查的作用有限,而流量-容积曲线和支气管镜检查可能更有价值。因此,针对慢性咳嗽的病人,如果按照常见病因进行治疗后仍无缓解者,或者缺乏常见病的诊断依据时,应该考虑少见病因引起的咳嗽。

一、发病机制

1. 气管-支气管软化症

气管-支气管软化症是由于气道软骨结构缺陷导致气道支撑能力下降,用力呼气或咳嗽时气管横径出现明显的狭窄。气管-支气管软化可分为原发性和继发性,原发性是由出生时软骨发育不全所致,继发性是由一些疾病引起或与其有关,这些疾病或诱发因素包括气管插管、甲状腺损伤、血管畸形、软骨压迫性坏死、支气管扩张、复发性多软骨炎、气管肿瘤、巨大气管-支气管扩大症和结缔组织疾病(如马方综合征)、放射治疗等。慢性阻塞性肺疾病患者的气道塌陷并不代表着真正意义上的气管-支气管软化。

2. 气管狭窄

恶性和良性的病理改变均可以导致气道狭窄。引起狭窄主要原因有:气管内肿瘤、气管瘢痕性狭窄、气管腔外疾病等。患者平时多有咳嗽、气促、喘息或有咯血,严重时可出现呼吸困难、发绀、窒息。

3. 骨化性气管-支气管病

骨化性气管-支气管病是指气管、支气管黏膜下有多发性骨质或软骨组织结节状增生并突向管腔的良性病变,是一种不明原因的少见良性病变。黏膜下的结节主要起源于气管软骨,气管后壁亦有少量分布。通常由于慢性咳嗽和喘鸣被诊断为哮喘。

4. 巨大气管-支气管症

巨大气管-支气管症是一种少见疾病,其特点是气管支气管树扩张和反复的支气管炎或肺部感染,其病因仍不明确。

5. 气管-支气管淀粉样变

气管-支气管淀粉样变是一种原发性局限性疾病,其特点是气管支气管树上纤维状蛋白的沉积。与系统性淀粉样变,如原发性特发性淀粉样变和轻链型淀粉样变相比,气管-支气管淀粉样变被认为是独立的疾病。原发性淀粉样变可以表现为多种形式,如心力衰竭、肾功能衰竭或是神经病变。相反,气管-支气管淀粉样变性病仅局限在气道,有一些散发病例在其他器官伴随有淀粉样沉积物。

6. 气管异物

当异物被受试者吸入气道时,咳嗽通常是首发症状并且突然发作。如果患者或家属未注意到异物吸入时,异物长期滞留于气道,可以导致持续的慢性咳嗽。这种咳嗽通常持久并且粗糙,有时伴有喘鸣、发热、咯血、肺不张和肺部感染。

7. 支气管结石病

支气管结石是支气管周围钙化物侵入邻近的气管管壁,脱落进入气管腔内引起临床病症。在我国原发病因多与肺部或胸内淋巴结结核有关,其次为尘肺、真菌感染,真菌感染包括组织胞浆菌病、放线菌病、隐球菌病、奴卡氏菌病等。大多数支气管结石来源于钙化的淋巴结,由于肺部感染累及支气管周围淋巴结,导致肉芽肿性炎症及组织坏死,局部钙炎沉着而形成结石。在呼吸运动、心脏搏动、用力咳嗽的影响下,通过对周围组织的压迫、摩擦、潜行最终穿破支气管壁进入管腔内而形成支气管结石。

8. 淋巴管肌瘤病

淋巴管肌瘤病是一种原因不明的少见疾病,通常发生在育龄期妇女。肺部病理改变表现为胸内淋巴系统和肺内出现未成熟的平滑肌细胞增殖以及薄壁肺囊肿。增殖的平滑肌细胞压迫小气道、血管、淋巴组织,引起慢性咳嗽。气道狭窄导致气流阻塞进行性加重、空气滞留、肺泡破裂和形成肺囊肿。

9. 肺朗格汉斯细胞组织细胞增生症

肺朗格汉斯细胞组织细胞增生症是一种间质性肺疾病,属于朗格汉斯细胞组织细胞增生症疾病谱的一部分。这种疾病的标志是特殊组织细胞(朗格汉斯细胞)的增殖,以及对肺和其他器官的浸润。发病机制可能与烟草烟雾有关。

10. 肺泡蛋白沉积症

肺泡蛋白沉积症是一种少见的弥漫性肺部疾病,以肺泡内脂蛋白类物质过度沉积为特点,这种疾病分为原发性和继发性两种形式,但临床上很难区分。许多患者是主动吸烟者。目前认为粒细胞-巨噬细胞集落刺激因子(GM—CSF)缺乏是其主要的发病机制,表面活性物质过度生成,或肺泡巨噬细胞减少导致表面活性物质清除减少。病理组织学检查显示肺泡充盈一种颗粒状的脂蛋白类物质,能被过碘酸希夫染色(PAS)染成粉红色。

11. 肺泡微结石症

肺泡微结石症是一种罕见的家族遗传的(常染色体隐性)的疾病,发病原因不明。

二、流行病学特征

罕见慢性咳嗽不同病因的流行病学特征各不相同,文献报道支纤镜活检的病例中骨质沉着性气管病发生率为 1/125～1/60000,广州呼吸疾病研究所总结支纤镜检查骨化性气管支气管病的发生率为 4/1125;巨大气管-支气管症气道软骨和主要气道的黏膜部分都会受到影响,许多气管、支气管扩大患者,特别是 30～40 岁的男性患者,常表现为阻塞性气道疾病;气管-支气管淀粉样变患者平均年龄为 55 岁,男性患者稍多。临床类型以多灶性气管支气管黏膜斑块最常见,绝大多数无基础病。主要的症状是咳嗽,当它伴随喘鸣时,多数患者常被误诊为哮喘,几乎所有的病人最后都会出现咯血症状。淋巴管肌瘤病患者与结节硬化症患者具有相似的病理改变,分析 183 篇论文观察的 445 例淋巴管肌瘤病的资料,发现其中有 83 例有结节性硬化症,69例排除了结节性硬化症,293 名患者并不清楚是否存在或排除结节性硬化症;肺朗格汉斯细胞组织细胞增生症患者中超过 2/3 的病人有咳嗽和呼吸困难。另一项研究总结 102 例患者的临床特征表明,咳嗽占 50%,呼吸困难占38%,没有症状的占 15%。咳嗽常为干咳,咯血很少见,自发性气胸是常见的并发症。临床分析根据文献报道的大约 400 例肺泡微结石症患者中,平均年龄 35 岁,很多患者无症状。气促是典型病例的主要症状,40%～50% 的患者有轻中度咳嗽,有时患者咳出沙样颗粒。

三、诊断

罕见慢性咳嗽诊断多为影像学特征及其临床特征表现,在有些特殊病例中,需要依靠支气管镜检测或者外科肺部活检可以确诊。

四、治疗

1. 气管-支气管软化症

气管-支气管软化症的治疗方法：对于原发性气管-支气管软化症的治疗，应强调增强体质，预防为主，适当予以补充钙及包括维生素 D 在内的多种维生素。继发性气管-支气管软化症旨在治疗气管软化的原发病因，外科切除病变气道、插入气道支架或持续正压呼吸等。

2. 气管狭窄

治疗方法应根据患者的具体情况而定。严重气管狭窄一旦确诊应尽早治疗，以解除气管梗阻，缓解呼吸困难，提高患者生活质量。常用治疗方法有传统手术、激光烧灼、放置支架等。

3. 骨化性气管-支气管病

对该病无特殊治疗，只能采取姑息性治疗。主要是针对合并的气道感染行抗感染和对症治疗，有报道应用放射治疗、激光、冷冻、纤维支气管镜下反复钳夹等方法。

4. 气管-支气管淀粉样变

气管-支气管淀粉样变的治疗可以采用局部疗法（例如支气管镜钳取和激光消融术）、全身性化疗甚至放疗，但本病容易复发。支气管镜钳取术已经成功治疗了一些病人，但需反复治疗。

5. 气管异物

支气管纤镜检查是获得正确诊断和有效治疗的关键。

6. 支气管结石病

支气管结石的治疗包括手术和支纤镜取石等方法。治疗方法取决于结石的部位、大小、数量、症状轻重及有无并发症等。症状轻或无症状者可不予以处理，随诊观察。支纤镜取石仅限于管内结石，即镜下可见结石者。

7. 淋巴管肌瘤病

淋巴管肌瘤病的治疗包括气胸和乳糜胸的治疗、激素疗法，但是大多数病人对药物治疗反应不佳。肺移植是早期和进展型病例更为确定的治疗措施。

8.肺朗格汉斯细胞组织细胞增生症

治疗包括全身激素治疗、化疗和肺移植。避免接触烟草烟雾。成年人肺朗格汉斯细胞组织细胞增生症的病程差异较大,轻者可无症状,重者表现为进行性呼吸衰竭,如果治疗对疾病有效,咳嗽可能减轻或消退。

9.肺泡蛋白沉积症

并不是所有病人都要进行治疗,因为30%的病例有自发性的改善。停止吸烟有助于促进咳嗽缓解。采用生理盐水溶液对全肺进行灌洗是目前主要的治疗方法,一些病人需要在几个星期或几个月内进行重复灌洗。使用粒细胞-巨噬细胞集落刺激因子治疗有效,但这种疗法还在试验阶段。有报道进行性呼吸衰竭的病人进行肺移植手术。

10.肺泡微结石症

肺泡微结石症是一种罕见的家族遗传的(常染色体隐性)的疾病,发病原因不明,因此此病还缺乏有效的治疗方法。

第六章　气道炎症相关检查

第一节　诱导痰细胞学分析

　　1958年Bickerman等首次建立了诱导痰检测方法,对不能自然咳痰的患者进行高渗盐水雾化获得痰液,用于诊断肺结核和肺癌。1992年Pin等[1]开始用诱导痰分析哮喘患者的气道炎症情况。尽管自20世纪90年代以来已广泛使用痰诱导,但很少有方法学研究检验各种技术因素对痰诱导和采集的可行性和可重复性的影响,与其他技术一样,缺乏"黄金标准"使得很难评估这些技术因素对痰诱导的充分性和准确性的影响。痰诱导的目的是从不自发产生痰的受试者的下呼吸道收集足够的分泌物样本,以研究哮喘和其他呼吸系统疾病中气道炎症的特征。已经证实通过雾化施用的等渗或高渗溶液的吸入,诱导少量可以预期和分析的气道分泌。发生这种情况的机制尚不清楚,但可能涉及直接和间接机制。据信,气道衬里液的渗透压增加会增加支气管黏膜中的血管通透性,并诱导黏膜下腺产生黏液。动物研究表明,高渗盐水可以增加气道的血管通透性,这种作用可以通过辣椒素调节[2]。然而,将高渗溶液体内滴注到动物和人的气道中会诱导几种介质水平的增加,但白蛋白和标志血管通透性等其他生物标准物水平没有升高[3-4]。因此,这一假设尚未得到证实,仅报告了诱导后痰液渗透压的初步测量,结果相互矛盾[5]。相反,先前的报告已经证明,在施用高渗盐水气雾剂后,人体呼吸道分泌物的清除率增加[6],可能是通过促进收集少量预先存在的气道分泌物引起的。

诱导痰法是研究气道室的有用工具,该技术有几种可能的应用:第一,它可以提高对涉及各种呼吸系统疾病的免疫细胞和机制的了解。例如,此技术已允许对大批患者进行气道炎症的研究,结果表明约有一半的哮喘患者以异常的气道嗜酸性粒细胞炎症为特征[7-9],而慢性阻塞性肺疾病患者通常痰中性粒细胞计数升高[10]。这项技术还有助于更好地表征特发性肺纤维化患者的气道炎症,并为可能导致该疾病的介质提供证据。第二,诱导痰的技术可能有助于预测对治疗的反应。例如,痰中嗜酸性粒细胞的异常百分率已被证明是皮质类固醇反应性的预测指标[10-11]。在哮喘和慢性阻塞性肺疾病中,根据目前的临床指南,调整皮质类固醇的剂量以使痰嗜酸性粒细胞的百分比正常化被证明比调整治疗更有效[11-13]。第三,痰液分析还可能有助于开发靶向治疗。例如,慢性阻塞性肺疾病和一些哮喘患者痰中存在异常数量的中性粒细胞,导致抗中性粒细胞治疗的发展[11]。第四,该技术可能在诊断中起作用。例如,痰嗜酸性粒细胞增多对于诊断非哮喘性嗜酸细胞性支气管炎是必要的[11]。除了获得差异细胞计数之外,通过研究痰上清液或痰细胞,诱导痰的技术还允许进行许多额外的分析。痰上清液的实例包括介质的分析[14-16]和评估样品对嗜酸性粒细胞的趋化活性[16]。从痰液细胞中,可以提取 RNA 并用于 microRNA 或基因表达分析[15,17]。痰细胞也可以通过流式细胞术分析[17-18],其中包括免疫表型分型和分选细胞。此外诱导痰不仅可以培养痰细胞[19],并且可以在体外测量它们的介质产生[20]。值得注意的是,在这种情况下,介体含量不同于痰液上清液中的含量,实际上,与痰细胞培养模型相反,痰液上清液中的介质可能受到气道驻留细胞分泌物和血浆渗出的影响[20]。最后,免疫细胞化学和原位杂交也可以使用痰细胞进行[21]。

诱导痰技术还是有一定的局限性:归纳必须在医疗监督下进行;操作员必须向患者提供详尽的指导;其他限制,包括患者的合作和医疗条件(因为需要患者努力呼吸)。关于这种技术在儿童中的可行性,一些研究报告说,它对 6 岁以上的儿童是成功和安全的[22]。有关 6 岁以下儿童的数据缺乏[22],但这些儿童很难进行痰诱导[23]。该技术目前仅限于研究服务和专业中心,因为它技术要求高,耗时,并且需要训练有素的工作人员[24]。另一个限制是痰诱导和分析技术并不总是如此成功,意味着并不总能获得可读的细胞离心蛋白[25]。然而,不同队列患者的成功率通常在80%左右[26-29]。最后,在比较不同年龄组患者时,必须谨慎对待痰细胞计数[30-31]。同样,其他参数如性别和烟草习惯必须匹配,因为它们也可能干扰痰细胞计数[32-33]。与允许从气道收集细胞的其他技术(例如活组织检查和支气管肺泡灌洗)相比,诱导痰方法具有简单、耐受性好、安全、可重复、成本有效且无创的优点。这些优点使得诱导痰技术能够大规模并且随着时间的推移重复进行,并使其成为气道取样的替代选择。支气管吸附是另一种允许收集黏膜衬里液以评估气道介质的技术[34],虽然这种技术(需要支气管镜检查)比诱导痰更具侵入性,但它具有避免唾液污染和获得比支气管肺泡灌洗更高浓度的介质的优点[34]。

参考文献

[1] PinI PG, Kolendowicz R, et al. Use of induced sputum cell counts to investigate airway inflammation in asthma [J]. Thorax, 1992, 47:25-29.

[2] Umeno E, McDonald DM, Nadel JA. Hypertonic saline increases vascular permeability in the rat trachea by producing neurogenic inflammation [J]. Clin Invest, 1990, 85: 1905-1908.

[3] Freed AN, Omori C, Hubbard WC, Adkinson NF Jr. Dry air-and hypertonic aerosol-induced bronchoconstriction and cellular responses in the canine lung periphery [J]. Eur Respir J, 1994, 7:1308-1316.

[4] Gravelyn TR, Pan PM, Eschenbacher WL. Mediator release in an isolated airway segment in subjects with asthma [J]. Am Rev Respir Dis, 1988, 137:641-646.

[5] Louis R, Shute J, Goldring K, et al. The effect of processing on inflammatory markers in induced sputum [J]. Eur Respir J, 1999, 13:660-667.

[6] Pavia D, Thomson ML, Clarke SW. Enhanced clearance of secretions from the human lung after the administration of hypertonic saline aerosol [J]. Am Rev Respir Dis, 1978, 117:199-203.

［7］ Douwes J, Gibson P, Pekkanen J, & Pearce N. Non-eosinophilic asthma:importance and possible mechanisms ［J］. Thorax,2002,57(7):643-648.

［8］ Schleich. Importance of concomitant local and systemic eosinophilia in uncontrolled asthma ［J］. The European Respiratory Journal,2004:97-108.

［9］ Sophie Demarche, Florence Schleich, MoniqueHenket, et al; Detailed analysis of sputum and systemic inflammation in asthma phenotypes:are paucigranulocytic asthmatics really non-inflammatory ［J］. BMC pulmonary medicine,2016 Apr 05,16:46.

［10］ Pavord. Clinical applications of assessment of airway inflammation using induced sputum. The European Respiratory Journal［J］. Supplement,2002:40-43.

［11］ Brightling, C. E. Clinical applications of induced sputum［J］. Chest,2006,129(5): 1344-1348.

［12］ Green. Asthma exacerbations and sputum eosinophil counts:arandomised controlled trial ［J］. Lancet,2002,360(9347):1715-1721.

［13］ Siva. Eosinophilic airway inflammation and exacerbations of COPD:arandomised controlled trial［J］. European Respiratory Journal,2007,(5):906-913.

［14］ Kelly. Analysis of fluid-phase mediators［J］. European Respiratory Journal,2002,20 (37 suppl):24-39.

［15］ Guiot J,Henket M, Corhay JL, Moermans C & Louis R. Sputum biomarkers in IPF:Evidence for raised gene expression and protein level of IGFBP-2, IL-8 and MMP-7 ［J］. PLOS ONE,2017,12(2):171-344.

［16］ Louis. Cell infiltration, ICAM-1 expression, and eosinophil chemotactic activity in asthmatic sputum ［J］. American Journal of Respiratory and Critical Care Medicine,1997, 155(2):466-472.

［17］ Maes. Asthma inflammatory phenotypes show differential microRNA expression in sputum ［J］. The Journal of Allergy and Clinical Immunology,2016,137(5):1433-1446.

［18］ Lay JC, Peden DB, & Alexis NE. Flow cytometry of sputum:assessing inflammation and immune response elements in the bronchial airways ［J］. Inhalation Toxicology,2011,23 (7):392-406.

［19］ Vignola. Future directions ［J］. European Respiratory Journal,2002,20(37 suppl):51-55.

[20] Moermans. Local and systemic cellular inflammation and cytokine release in chronic ob-
structive pulmonary disease[J]. Cytokine,2011,56(2):298-304.

[21] Efthimiadis. Methods of sputum processing for cell counts, immunocytochemistry and in
situ hybridisation[J]. European Respiratory Journal,2002,20(37 suppl):19-23.

[22] Gibson. Sputum induction in children[J]. European Respiratory Journal,2002,20 (37
suppl):44-46.

[23] Szefler. Asthma outcomes:biomarkers[J]. The Journal of Allergy and Clinical Immunol-
ogy,2012,129 (3 Suppl):9-23.

[24] Jayaram L, Parameswaran K, Sears MR, & Hargreave FE. Induced sputum cell counts:
their usefulness in clinical practice[J]. European Respiratory Journal,2000,16(1):150
-158.

[25] Reddel. An Official American Thoracic Society/European Respiratory Society Statement:
Asthma Control and Exacerbations:Standardizing Endpoints for Clinical Asthma Trials
and Clinical Practice[J]. American Journal of Respiratory and Critical Care Medicine,
2009,180(1): 59-99.

[26] Pin. Use of induced sputum cell counts to investigate airway inflammation in asthma[J].
Thorax,1992,47 (1):25-29.

[27] Reddel. An Official American Thoracic Society/European Respiratory Society Statement:
Asthma Control and Exacerbations:Standardizing Endpoints for Clinical Asthma Trials
and Clinical Practice[J]. American Journal of Respiratory and Critical Care Medicine,
2009,180(1):59-99.

[28] Duncan. Reduced eosinophil apoptosis in induced sputum correlates with asthma severity
[J]. The European Respiratory Journal,2003,22(3):484-490.

[29] Demarche. Asthma Control and Sputum Eosinophils:A Longitudinal Study in Daily Prac-
tice[J]. The Journal of Allergy and Clinical Immunology:In Practice,2017,5(5):1335-
1343.

[30] Brooks CR, Gibson, PG, Douwes J, Dalen CJV, & Simpson JL. Relationship between
airway neutrophilia and ageing in asthmatics and non-asthmatics:Airway neutrophilia and
ageing[J]. Respirology,2013,18(5):857-865.

[31] Thomas. The influence of age on induced sputum differential cell counts in normal sub-

jects[J]. Chest,2004,126(6):1811-1814.

[32] Belda. Induced sputum cell counts in healthy adults [J]. American Journal of Respiratory and Critical Care Medicine,2000,161(2 Pt 1):475-478.

[33] Chalmers. Smoking and airway inflammation in patients with mild asthma[J]. Chest, 2001,120 (6):1917-1922.

[34] Hansel. A Comprehensive Evaluation of Nasal and Bronchial Cytokines and Chemokines Following Experimental Rhinovirus Infection in Allergic Asthma: Increased Interferons (IFN-γ and IFN-λ) and Type 2 Inflammation (IL-5 and IL-13) [J]. EBioMedicine, 2017,19:128-138.

第二节 呼出气一氧化氮

一、有关一氧化氮

呼气中一氧化氮(NO)的浓度测量是一种定量、无创、简单且安全的测量气道炎症的方法,为评估气道疾病(包括哮喘)的其他方法提供了补充工具。一氧化氮现在被认为是动物和人类的生物介质。一氧化氮由人肺产生,并存在于呼出气中。它与包括哮喘在内的肺部疾病的病理生理学有关。呼出一氧化氮的测量已标准化用于临床。大量研究已经提供了有关一氧化氮测量在临床实践中的应用的证据,以及性能特征以及该测试的优缺点。

一氧化氮是一种气态分子,最初被认为是环境烟雾中的有害成分,在1992年成为年度分子,并被发现是一种在各种生物学功能中的重要信号分子。这种气体在心血管和呼吸系统中很丰富,最初是在冠状动脉中进行研究,称为内皮细胞源性舒张因子(EDRF),随后,两个小组在1980年代后期发现内皮细胞源性舒张因子与一氧化氮[1-2]相同。1991年 Lars Gustafsson 首次报道从人呼出气中测到一氧化氮;1993年 Alving 教授首次报道哮喘患者呼出气一氧化氮(FeNO)比正常人明显升高;1997年欧洲呼吸协会首次发表《呼出气和鼻腔一氧化氮检测推荐意见》;1999年美国胸腔学会发表《成人和儿童呼出气一氧化氮的标准化流程推荐》;2005年美国胸腔学会与欧洲呼吸病学会联合推荐呼出气一氧化氮的标准化流程;2015年《无创气道炎症评估支气管哮喘的临床应用中国专家共识》是一个承前启后的重要文件,归纳了当时的研究成果并指明未来发展方向,直至2017年原发性纤毛运动障碍指南确立呼出气一氧化氮诊断地位;呼出气一氧化氮经历了半个世纪的发展,除哮喘以外,在其他慢性气道炎症疾病中的临床意义也仍未明确。

一氧化氮是由 L-精氨酸通过称为一氧化氮合酶(NOS)的三种酶产生的

自由基气体:诱导型(iNOS),内皮(eNOS)和神经元(nNOS),eNOS 和 nNOS 分别在内皮细胞和神经元中持续活跃,并参与多种生物学功能,包括抗菌活性,血流调节,血小板功能,神经传导,免疫[3],iNOS 作用可以在炎症状态(例如通过细胞因子)中被诱导,在 Th2 过敏性炎症过程中,呼出气一氧化氮含量增加,并经常与嗜酸性气道炎症相关[4]。实际上,在变应性气道炎症,肥大细胞和抗原特异性 Th2 细胞被激活,导致产生细胞因子 IL-4,IL-5 和 IL-13。IL-4 和 IL-13,而非 IL-5,决定了 iNOS 的上调,从而增加了气道上皮细胞中呼出气一氧化氮的产生。最近的研究表明,呼出气一氧化氮是 Th2 介导的过敏性炎症的更准确、更广泛的标志物,其包括气道嗜酸性粒细胞增多,而不是仅嗜酸性粒细胞炎症。尽管气道嗜酸性粒细胞计数的增加和呼出气一氧化氮水平的升高通常同时发生,但一些研究表明,调节 iNOS 诱导的细胞因子与通过气道调节嗜酸性粒细胞的细胞因子是分开的。这个过程可能导致呼出气一氧化氮水平和嗜酸性粒细胞炎症之间的分离[5],但可以在呼出空气或鼻腔中测量一氧化氮。由于与哮喘中气道嗜酸性细胞的相关性,呼出气一氧化氮可能是 Th2 气道炎症的潜在间接预测因子[6-7],在慢性咳嗽的受试者中这种现象似乎非常普遍,从而使呼出气一氧化氮可以作为慢性咳嗽具有挑战性的评估工具诊断手段[8-9]。

二、如何检测呼出气一氧化氮

成人测定为 10s 模式,10 岁以下儿童测定为 6s 模式。

1. 彻底呼吸,排空肺部。

2. 嘴唇紧闭,咬住一次性嘴吹周围,这样可以防止漏气。

3. 通过一次性嘴吹深吸气至总肺活量为止,吸气期间,屏幕上的图标向上移动。

4. 慢慢呼气,保持图标在屏幕所限范围之内。

5. 呼气直至图标通过旗子为止。其中,呼气时间,成人要求维持 10 秒;12 岁以下的儿童,呼气时间至少 4 秒;12 岁以上的儿童,呼气时间至少 6 秒。休息 30 秒后,可以再重复以上呼气和吸气程序。

三、什么情况下需要做呼出气一氧化氮

1. 协助评估呼吸道症状的病因。

2. 帮助识别嗜酸性哮喘的表型。

3. 评估潜在的反应或对消炎药的反应,尤其是吸入皮质类固醇(ICS)。

4. 在临床稳定期间建立基线呼出气一氧化氮,以用于随后监测慢性持续性哮喘。

5. 指导抗炎药剂量的变化:逐步减少剂量,逐步增加剂量或停用抗炎药。

6. 协助评估抗炎药的依从性。

7. 评估气道炎症是否导致哮喘控制不佳,尤其是存在其他因素的情况下(例如,鼻窦炎、焦虑症、胃食管反流、肥胖症或持续的过敏原暴露)。

在使用呼出气一氧化氮之前,直接评估气道炎症仅限于侵入性技术。由于该技术是非侵入性的,因此它可能不仅会定期用于初步诊断,而且还会用于疾病严重性、对治疗的反应和依从性的常规评估。此外,呼出气一氧化氮和气道嗜酸性粒细胞增多的常规监测可能有助于表征哮喘综合征内的各种哮喘表型,并指导 ICS 的适当使用。尽管仍在等待精确的正常值,但在呼出气一氧化氮值频谱的两端,都有良好的数据可用于诊断和治疗哮喘的高阳性和阴性。高的呼出气一氧化氮值($>50ppb$)表明控制不力,存在持续性炎症以及需要加强抗感染治疗。较低的值($<25ppb$)表明炎症水平较低,并且可能允许撤销抗感染治疗。目前,除了常规的症状控制和治疗措施外,呼出气一氧化氮还可以作为治疗哮喘和其他炎症性疾病患者的补充工具,有待进行更大的研究来确定所有患者的标准治疗范围。

四、结论和未来方向

技术和标准化的进步使呼出气一氧化氮的测量变得简单,可以将其用作评估炎症性气道疾病的生物标记。众所周知,哮喘是一种异质性疾病,具有多种潜在的病理生理异常。呼出气一氧化氮起到识别这些不同的表型的

作用[10-15]，在不同的设置下可以轻松进行测量，并可用于诊断和监视。大量的人口研究发现了影响呼出气一氧化氮的各种混杂因素，包括年龄，性别和身高等。一致的观察表明，特应性人群的呼出气一氧化氮含量较高，而吸烟者的呼出气一氧化氮含量较低[16-19]。参考值已经从大量的人口研究中得出，但实际上它们的应用受到限制。基于临床研究得到的呼出气一氧化氮数值切点具有临床意义。当监测个体哮喘患者并评估他们的治疗要求时，达到"个人最佳"而非"正常"的值会更有帮助。在许多患者中，当临床稳定时，呼出气一氧化氮相对于基线的变化可能更为相关。呼出气一氧化氮值本身不能作为诊断或治疗改变的依据。相反，需要根据本指南中的临床背景对它们进行解释。在哮喘患者中，有多种因素导致呼吸道症状（例如肥胖、焦虑），并且临床决策困难。呼出气一氧化氮的另一个潜在用途可能是在吸入挑战测试期间，与肺活量测定法一样，在测量激发前后的呼出气一氧化氮变化的同时，激发过敏原吸入，这在职业性哮喘评估中可能有用[20-21]。

　　尽管这些有关呼出气一氧化氮测量结果解释的指南将增强其临床实用性，但我们仍需要继续研究如何在不同的临床环境中解释呼出气一氧化氮测量结果。在临床试验中纳入呼出气一氧化氮作为终点，对监测治疗反应的作用方面将非常有帮助。此外，在基于人口的大型研究中，如国家健康与营养检查调查，呼出气一氧化氮的测量将提供更多有关规范价值的信息。因此，在此快速发展的领域中，此处提供的指南需要定期更新以适应新的发展。

参考文献

[1] Palmer RM, Ferrige AG, Moncada S. Nitric oxide release accounts for the biological activity of endothelium-derived relaxing factor[J]. Nature, 1987, 327: 524-526.

[2] Ignarro LJ, Buga GM, Wood KS, et al. Endothelium-derived relaxing factor produced and released from artery and vein is nitric oxide[J]. Proc Natl Acad Sci U S A, 1987, 84: 9265-9269.

[3] M. Maniscalco, M. Sofia, G. Pelaia. Nitric oxide in upper airways inflammatory diseases

[J]. Inflamm Res,2007,56:58-69.

[4] R. A. Dweik, P. B. Boggs, S. C. Erzurum, et al. American Thoracic Society Committee on Interpretation of Exhaled Nitric Oxide Levels for Clinical A: an official ATS clinical practice guideline: interpretation of exhaled nitric oxide levels (FENO) for clinical applications[J]. Respir Crit Care Med,2001,184:602-615.

[5] S. R. Mummadi, P. Y. Hahn. Update on exhaled nitric oxide in clinical practice[J]. Chest,2016,149:1340-1344.

[6] Y. Colak, S. Afzal, B. G. Nordestgaard, et al. Combined value of exhaled nitric oxide and blood eosinophils in chronic airway disease: the copenhagen general population study [J]. Eur Respir,2018 Aug 2,52(2):180-616.

[7] A. Jatakanon, S. Lim, S. A. Kharitonov, et al. Correlation between exhaled nitric oxide, sputum eosinophils, and methacholine responsiveness in patients with mild asthma[J]. Thorax,1998,53:91-95.

[8] J. Y. Hsu, C. Y. Wang, Y. W. Cheng, et al. Optimal value of fractional exhaled nitric oxide in inhaled corticosteroid treatment for patients with chronic cough of unknown cause [J]. Chin Med Assoc,2013,76:15-19.

[9] S. Sato, J. Saito, Y. Sato, et al. Clinical usefulness of fractional exhaled nitric oxide for diagnosing prolonged cough[J]. Respir Med,2008,102:1452-1459.

[10] Dweik RA,Comhair SA, Gaston B, et al. NO chemical events in the human airway during the immediate and late antigen-induced asthmatic response[J]. Proc Natl Acad Sci U S A,2001,98:2622-2627.

[11] Khatri SB, Hammel J,Kavuru MS, et al. Temporal association of nitric oxide levels and airflow in asthma after whole lung allergen challenge [J]. Appl Physiol, 2003, 95: 436-440.

[12] Khatri SB, Ozkan M, McCarthy K, et al. Alterations in exhaled gas profile during allergen-induced asthmatic response [J]. Am J Respir Crit Care Med, 2001, 164: 1844-1848.

[13] Moore WC, Meyers DA, Wenzel SE, et al. National Heart. Identification of asthma phenotypes using cluster analysis in the severe asthma research program[J]. Am J Respir Crit Care Med. 2010;181:315-323.

[14] Dweik RA, Sorkness RL, Wenzel S, et al. Use of exhaled nitric oxide measurement to identify a reactive, at-risk phenotype among patients with asthma[J]. Am J Respir Crit Care Med,2010,181:1033-1041.

[15] Lara A, Khatri SB, Wang Z, et al. Alterations of the arginine metabolome in asthma [J]. Am J Respir Crit Care Med,2008,178:673-681.

[16] Olin AC, Bake B, Toren K. Fraction of exhaled nitric oxide at 50 mL/s:reference values for adult lifelong never-smokers[J]. Chest,2007,131:1852-1856.

[17] Buchvald F, Baraldi E, Carraro S, et al. Measurements of exhaled nitric oxide in healthy subjectsage 4 to 17 years[J]. Allergy Clin Immunol,2005,115:1130-1136.

[18] Olivieri M, Talamini G, Corradi M, et al. Reference values for exhaled nitric oxide (reveno) study[J]. Respir Res,2006 Jun 30,7(1):94.

[19] Travers J, Marsh S, Aldington S, et al. Reference ranges for exhaled nitric oxide derived from a random community survey of adults[J]. Am J Respir Crit Care Med,2007,176:238-242.

[20] Ferrazzoni S, Scarpa MC, Guarnieri G, et al. Exhaled nitric oxide and breath condensate ph in asthmatic reactions induced by isocyanates[J]. Chest,2009,136:155-162.

[21] Hewitt RS, Smith AD, Cowan JO, et al. Serial exhaled nitric oxide measurements in the assessment of laboratory animal allergy[J]. Asthma,2008,45:101-107.

第三节　咳嗽敏感性测定

　　咳嗽是机体一种重要的防御机制，起清除气道外来异物和过多分泌物的作用，但也是常见的临床症状和许多疾病的信号，由于咳嗽的严重程度常与患者的生活质量和治疗满意度直接相关，因此在咳嗽的诊治和临床研究中，常常要对咳嗽的严重程度进行定量或半定量分析，以判断患者病情、评估治疗效果和分析镇咳药物的作用。临床上评价咳嗽严重程度的方法主要为咳嗽敏感性测定。咳嗽敏感性是指机体在接受外界（化学、机械、物理）刺激作用时，产生咳嗽的敏感程度。正常的咳嗽敏感性在气道异物清除过程中起着重要作用。然而异常的咳嗽敏感性（增高或降低）可以导致呼吸系统疾病的产生。通过检测咳嗽敏感性的变化，可以预测潜在的肺炎发生风险，如反复发生肺炎的患者咳嗽敏感性明显降低。咳嗽敏感性降低会使中风患者、帕金森患者吸入性肺炎的发生率明显升高。咳嗽敏感性增高即咳嗽高敏感性，是指对低水平的化学、物理或机械刺激产生持续、过度的咳嗽，这些刺激因素平常不引起咳嗽或仅引起一过性、自限性的咳嗽。咳嗽高敏可通过客观手段进行评估，如机械刺激或化学刺激介导的激发试验。

　　咳嗽反射敏感度的评估方法可以分为机械性刺激法和化学物激发法。机械性刺激主要是指通过振动气道诱发咳嗽，其重要原理是机械振动可引起介导咳嗽的气道感受神经受体（RAR）出现形态改变。化学刺激咳嗽反射敏感性测定的方法主要是通过雾化方式使受试者吸入一定量的刺激物气雾溶胶颗粒，刺激气道相应的咳嗽感受器，诱发产生咳嗽，并以诱发一定咳嗽次数的激发物浓度等指标判断咳嗽反射敏感性。临床上应用最广泛的为化学物激发的咳嗽敏感性检测，主要反映特定的外周化学感受器（C-纤维）介导的咳嗽反射。常用于激发咳嗽的化学物包括辣椒素、丙烯基异硫氰酸酯AITC（TRPA1）、柠檬酸、酒石酸、乙酸、甘露醇。其中非酸性刺激剂辣椒素是一种从红辣椒中提取的刺激性活性成分[1],由于其能够以安全、剂量依赖和可重复的方式诱导咳嗽[2-3],且咽痛等不良反应少,故作为首选的咳嗽刺激剂而受到青睐。辣椒素定量吸入咳嗽激发试验中,评估咳嗽敏感性的指标主要包括 C2/C5(吸入后咳嗽达 2 次/5 次或以上时,终止实验,该浓度则是其咳嗽敏感性的阈值),其中 C5 较常用。其他指标包括诱发最大咳嗽反射次数的浓度(Emax),诱发最大咳嗽反射浓度的半数浓度(ED50)。这些指标有其各自的优缺点,我们可以根据具体的研究进行选用。

参考文献

[1] Dicpinigaitis PV, Alva RV. Safety of capsaicin cough challenge testing[J]. Chest,2005, 128:196-202.

[2] Dicpinigaitis PV. Short-and long-term reproducibility of capsaicin cough challenge testing [J]. Pulm Pharmacol Ther,2003,16:61-65.

[3] Morice AH, Fontana GA,Belvisi MG, et al. ERS guidelines on the assessment of cough [J]. Eur Respir J,2007,29:1256-1276.

第四节　肺功能测定

呼吸系统疾病是临床常见病、多发病,已经成为近年来患者死亡的主要病因。肺功能检查是呼吸系统疾病必不可少的重要检查。肺功能检查具有重要的临床意义,适用于呼吸系统疾病的早期诊断、呼吸困难的病因鉴别、病情严重程度的判断、药物等治疗效果的评估、胸腹部外科手术的危险度评估、劳动和职业性肺病的评估以及危重症疾病的监护等[1]。目前已广泛应用临床诊断治疗,尤其是呼吸内科、外科、儿科等领域[2]。近年来中华医学会呼吸分会制定的我国《支气管哮喘防治指南》[3]《慢性阻塞性肺疾病诊治指南》[4]《咳嗽的诊断和治疗指南》等疾病中,均将肺功能作为这些呼吸系统疾病的诊断和分级程度的重要指标,甚至是"金标准"[5]。肺功能是呼吸系统通气和换气等功能的总称,可运用特定的手段和仪器对受试者的呼吸功能进行检测和评价。临床常用技术包括:肺通气功能检查(肺量计检查)、肺弥散功能检查、支气管激发试验、支气管扩张试验、气道阻力检查、运动心肺功能检查等,其中以肺通气功能检查最为常用。支气管扩张试验是在通气功能检查的基础上比较吸入支气管舒张剂前后的通气功能指标变化,是基层医疗机构最为常用和简单易行的检查之一。

一、常规肺功能检查的目的、适应证、禁忌证和交叉感染的防范

(一)常规肺功能检查的目的、适应证和禁忌证

肺功能检查是呼吸系统疾病以及外科手术前的常规检查项目。在基层医疗机构,肺功能检查主要用于诊断慢性气道疾病(如慢阻肺和哮喘),评价呼吸系统疾病患者的肺功能损害程度、类型、治疗效果和病情发展程度。在综合医院,它用于评估外科手术,特别是胸腹部手术和老年患者手术的风险和耐受性。它还可用于评估职业病患者的肺功能损害程度。肺通气功能检

查的主要适应证见表 1[6-7]。肺功能检查虽然是非创伤性检查项目,但仍有其禁忌证。在实施肺功能检查前,要严格把控其禁忌证,以避免给患者带来不必要的伤害。肺功能检查的禁忌证见表 1[6-7]。

(二)肺功能检查交叉感染的防范

应避免患者之间及患者与肺功能操作技师之间的交叉感染。1.接触传播:当肝炎、HIV 的患者有口腔黏膜的伤口或牙龈出血时,存在经管路传播病原的可能。2.间接接触传播:结核、呼吸道病毒及其他病原可随气溶胶颗粒经管路进行传播。因此所有硬质直筒型口器为一次性使用,技师应戴手套接触患者的口器,避免人为造成交叉感染。流速传感器应按照生产厂家的规定定期消毒[8]。

表1　肺通气功能检查的适应证和禁忌证

项目	内容
适应证	
诊断	诊断支气管哮喘、慢性阻塞性肺疾病等气流受限性肺疾病
	鉴别慢性咳嗽的原因
	评价肺功能损害的性质和类型
	评价肺功能损害的严重程度
	评估胸、腹部手术的术前危险度
	评估胸部手术后肺功能的变化
	评估心肺疾病康复治疗的效果
	公共卫生流行病学调查
	运动、高原、航天及潜水等医学研究
损害/致残评价	鉴定职业性肺疾病患者劳动力
监测	监测药物及其他干预性治疗的反应
	监测疾病进展及判断预后
禁忌证	
绝对禁忌证	近 3 个月患心肌梗死、脑卒中、休克
	近 4 周出现严重心功能不全、严重心律失常、不稳定型心绞痛
	近 4 周出现大咯血

续表

项目	内容
相对禁忌证	癫痫发作,需要药物治疗
	未控制的高血压病(收缩压>200 mmHg,舒张压>100 mmHg)
	主动脉瘤
	严重甲状腺功能亢进
	近期行眼、耳、颅脑手术
	心率>120 次/min
	气胸、巨大肺大疱且不准备手术治疗者
	孕妇
	鼓膜穿孔(需先堵塞患侧耳道后检查)
	压力性尿失禁
	痴呆、智障或意识障碍
	近4周有呼吸道感染
	免疫力低下易受感染者
	其他:如呼吸道传染性疾病(结核病、流感等)

注:1 mmHg=0.133 kPa

二、常规肺功能检查内容

常规肺功能检查的项目包括肺容积(潮气容积、慢肺活量曲线及相关参数)、用力通气功能(包括用力肺活量、最大呼气流量-容积曲线及其参数),部分患者需在常规用力通气功能的基础上进一步做支气管舒张或激发试验(后者通常在综合医院进行)。最常用的仪器是肺量计型肺功能仪(广义上不论是单筒肺量计、机械流量计或电子肺量计都统称为肺量计,以下统称"肺量计"),其核心装置是流量计和呼吸管路,可进行肺容积、肺通气功能等常规肺功能项目的检查。

(一)肺容积

常规肺功能检查中测量的肺容积检查指标包括且彼此互不重叠的3种基础肺容积[潮气容积(VT)、补吸气容积(IRV)、补呼气容积(ERV)]以及由2个或2个以上的基础肺容积叠加组成的肺容量[深吸气量(IC)、肺活量(VC)],这些肺容积指标可通过肺量计直接检查。

1. VT:又称潮气量,静息呼吸时每次吸入或呼出的气体容积。

2. IRV:又称补吸气量,平静吸气末用力吸气所能吸入的最大气容积。

3. ERV:又称补呼气量,平静呼气末用力呼气所能呼出的最大气容积。

4. IC:平静呼气末用力吸气所能吸入的最大气容积。IC=VT+IRV。

5. VC:尽力深吸气后作深慢呼气所能呼出的最大气容积,也称为慢肺活量。VC=IC+ERV=VT+IRV+ERV。

(二)肺通气功能

肺通气功能检查主要指用力肺活量检查(也称时间肺活量检查),检查中可同步显示流量-容积(F-V)曲线和时间-容积(T-V)曲线,是判断气流受限、评价受试者配合程度和完成质量的最常用方法。最大分钟通气量检查也是通气功能检查的一部分。F-V曲线反映的是做最大力量、最深、最快吸气或呼气时,吸入或呼出的气体流量(F)随肺容积(V)变化的关系曲线(图1),吸气和呼气曲线可闭合成环,则称为F-V环。

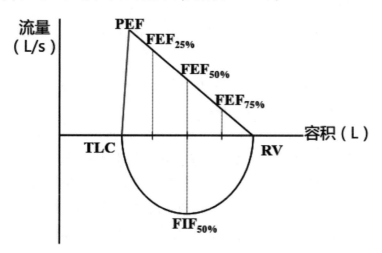

注:TLC 肺总量;PEF 最大呼气流量;FIF 最大吸气流量;
  RV 残气容积

图1 正常流量容积曲线及其参数表示方法示意图

最大呼气 F-V 曲线上有以下常用参数:最大呼气流量(PEF),用力呼气 25%、50%、75%肺活量时的呼气流量(FEFM%、FEF50%、FEF75%)。对应的 V-T 曲线常用参数主要有用力肺活量(FVC)、第 1 秒用力呼气容积(FEV)以及第 1 秒用力呼气容积占用力肺活量的百分比,即 1 秒率(FEV/FVC)。

1. PEF:指呼气峰值流量,指从肺总量位置用最大力量、最快速度呼气所产生的最大瞬间呼气流量。主要用于哮喘的动态随访。

2. FEF25%:指用力呼出 25%肺活量时的最大瞬间呼气流量。

3. FEF50%:指用力呼出 50%肺活量时的最大瞬间呼气流量。是反映小气道功能的常用参数。

4. FEF75%:指用力呼出 75%肺活量时的最大瞬间呼气流量。是反映小气道功能的常用参数。

5. FVC:指深吸气至肺总量,做最大力量、最快速度的呼气所呼出的最大气体容积。

6. FEV1:简称"1 秒量",指在肺总量位置用力呼气 1s 所呼出的气体容积。在肺功能测试中重复性最好、用于舒张和激发试验,也是判断损害程度的最常用参数。

7. 1 秒率(FEV/FVC):是 FEV1 与 FVC 的比值,是最常用的判断有无呼气气流阻塞的参数。

8. 3 秒量(FEV3):用力呼气 3s 呼出的容量,由于相对 FEV,有更多小气道的参与,未来可能会有更多应用。

9. 最大分钟通气量(MVV):是指受检者在 1 min 内的最大通气量,实际测定时对于大多数肺功能的仪器,需测定 12 s,少部分仪器测定 15 s,然后计算出 MVV,如 MVV = 15 s 最大潮气容积、最快呼吸频率时的通气量×4。MVV 能反映受检者的呼吸系统整体的功能,是反映肺储备能力的指标。MVV 与 FEV1 有很好的正线性相关性,临床上习惯用 FEV1×40 换算出 MVV,称作间接 MVV。

三、常规肺功能检查的操作标准和质量控制

（一）肺功能仪的校准和质量控制

通气功能参数和部分容积参数如潮气容积和肺活量主要通过肺量计检查[7,9-10]。肺量计是常规肺功能检查的基础和核心，因此在保证数据准确度和精确度的前提下，更加着眼于操作的可行性，以下介绍质量控制和操作规范。

1. 环境定标：为保障肺功能参数检查准确，每日检查前仪器都要进行至少 1 次环境定标，即测量环境中的温度、湿度、海拔和大气压，输入仪器，测量不同状态下的肺功能参数时，计算机会自动进行校准，并保持测量环境中的温度、湿度相对稳定。

2. 容积校准和校准验证：每日检测前要用 3 L 定标筒对肺量计进行容积校准，以确定容积测量的校正系数。如果短时间内测量人次过多，或者环境变化较大，都要重新输入温度、湿度等环境参数，再次进行容积校准[6-7]。每日的容积校准至少要进行 3 次验证，以确定准确度和精密度。至少每周需进行 1 次流量线性验证，用 3 L 定标筒，以低、中、高 3 种不同的流量（0.5~1.5 L/s、1.5~5.0 L/s、5.0~12.0 L/s）进行容积校准，每种流量至少操作 3 次。如果定标器的容量精密度是 ±0.5%，肺量计的容量精密度就要控制在读数的 ±3.5% 以内，流量线性验证时的容积误差亦应在这个范围内[6-7]。

3. 测试前准备：仪器的预计值要根据所在地区选择合适的预计值公式[6-7,11]。为保证患者安全，检查体位建议采用坐位[6-7]，选择有靠背的、固定的椅子。

详细了解受试者病史，判断肺量计检查的适应证，排除禁忌证。输入编号、姓名以及人体参数：性别、出生日期、身高和体重等计算预计值。受检者穿着松紧适中，以免限制呼吸运动。

（二）慢肺活量检查

1. 检查方法：受检者放松状态下，口含咬口，一定要夹上鼻夹，平静呼吸记录平稳的潮气呼吸至少 3 次后，令受检者在平静呼气末最大深吸气至肺总

量位后再作缓慢呼气至残气位,随后恢复平静呼吸 2~3 次。测试结束后仪器会自动进行 BTPS(在标准大气压下体温 37℃饱和水蒸气状态)校正并与预计值比较。

2. 慢肺活量曲线的可接受性

(1)潮气呼吸基线平稳,进行肺活量测试前的潮气呼吸至少记录到 3 次稳定的潮气呼吸,3 次潮气容积之间的差值皆<100 ml[7-8,10]。

(2)检查慢肺活量时,肺活量曲线圆滑,避免漏气,舌头堵塞咬口,呼气末和吸气末曲线均应该达到平台,每秒的呼出气容积变化要<25 ml[6-7,11]。

3. 慢肺活量曲线的可重复性:至少获得 3 次可接受的肺活量曲线,最多测量 4 次,相互间隔 1 min,且两次最佳肺活量之间的差值不超过 5% 或不超过 150 ml(取较大值)[6-7,11]。肺活量在至少 3 次可接受曲线中选取最大值。

4. 其他肺活量相关参数的检查:深吸气量和补呼气容积从至少 3 次的可接受肺活量曲线中得到,取平均值[6-7,11]。

(三)用力肺活量曲线的检查

1. 用力肺活量曲线的检查方法:平静呼吸数次后做最大吸气,吸足后立刻用最大力气和最快速度爆发力呼气,直至呼气至残气位,再吸足至肺总量位,记录完整的最大 F-V 曲线。

2. 用力肺活量曲线的可接受性

(1)呼气的起始标准:

① 主观标准:呼气起始无犹豫,有爆发力,用力呼气曲线上升陡直,有明显 PEF 尖峰。

② 客观标准:外推容积(EV 或 Vexp)可以作为呼气起始爆发力是否合适的客观指标,推荐 EV 应小于 FVC 的 5%或 150 ml(取较大值)[6-7,11]。

(2)用力呼气过程:

用力呼气起始第一秒无咳嗽,整个呼气曲线平滑,无声门闭合,无吸气和漏气,无舌头堵塞。

（3）呼气的结束标准：

① 呼气末曲线达到平台，每秒的呼出气容积变化<25 ml。

② 关于用力呼气时间，一般建议成人≥6 s(10 岁以下儿童≥3 s)，但正常或限制患者可根据呼气曲线平台适当缩短呼气时间，在达到平台后 1 s 即可结束[6-7,11]。

3. 用力肺活量曲线的可重复性

（1）测量次数：多次测量，每次间隔 1~2 min，至少得到 3 次可接受曲线，最多检查 8 次，如果个体在连续测量时出现 FEV1 和/或 FVC 较基线下降超过了 20%初始值，即使测量次数没有超过 8 次，从患者安全性考虑应该终止测量[6-7,11]。

（2）精密度的控制：FEV1 和 FVC 的最佳值和次佳值之间的差异≤150 ml，但如果 FVC 数值过小(<1 000 ml)，差异应≤100 ml[6-7,11]。

（3）曲线和数据的选取：在符合可接受性和可重复性的曲线中选取 FEV1 和 FVC 之和的最大曲线，用于全部容积和流量参数的计算[12-13]。

四、支气管扩张试验检查

痉挛收缩的气道自然或经支气管扩张药物治疗后缓解的现象，称为气道可逆性。临床上常用支气管扩张试验来检查气道可逆性。通过给予支气管扩张药物，观察阻塞气道的扩张反应，称为支气管扩张试验。

（一）支气管扩张试验的适应证和禁忌证

1. 适应证：(1)气道相关疾病的初诊和随访，肺通气功能显示阻塞性通气功能障碍或小气道功能障碍者。(2)有气道阻塞征象，需要排除非可逆气道阻塞。

2. 禁忌证：(1)用力呼气动作相关的禁忌证(同肺通气功能检查的禁忌证)。(2)支气管扩张剂相关的禁忌证：已知对某种支气管扩张剂过敏者慎用；严重心功能不全或快速性心律失常者慎用 β 受体激动剂；青光眼、前列腺肥大导致排尿困难者慎用 M 胆碱受体拮抗剂[9,13-14]。

（二）支气管扩张剂的选择

1. 选药原则：起效快是临床最常用的选药原则，以吸入沙丁胺醇或特布他林 200~400 μg，或异丙托溴铵 80~160μg 最为常用[9,15]。

2. 种类、剂量和剂型：吸入型支气管扩张剂最为常用，有起效快的长效或短效受体激动剂或 M 胆碱受体拮抗剂。非吸入型支气管扩张剂分为茶碱和糖皮质激素两类，可静脉和口服，临床少用。

3. 给药方式：以定量气雾剂单剂量吸入最为常见，具体方法是让受检者呼尽肺内气体至残气位，呼气末开始经口缓慢深吸气，同时技术人员对准受检者口腔按下定量气雾药罐，使药物释出，受检者吸入喷雾直至深吸气末，屏气 5~10s，然后恢复正常呼吸。为了保证用药效果，最常采用的方式是经储雾罐吸入。

（三）支气管扩张试验的检查方法

1. 受试前准备：了解患者的基础疾病和药物相关病史，根据患者的病史和用药情况判断是否停药以及停药的种类和时间。

2. 检查基础肺通气功能：按照质控要求完成用力肺活量曲线，检查基础肺通气功能。

3. 吸入支气管扩张剂后重复测量：若吸入速效 β_2 受体激动剂，如沙丁胺醇（具体剂量和方法见上），应在吸入药物 15~30 min 后重复通气功能检查；若吸入速效 M 受体阻滞剂，如异丙托溴铵，则在吸入 30~60 min 后重复通气功能检查[9,15]。

（四）支气管扩张试验的质量控制

1. 用力呼气曲线的质量控制，同肺通气功能。

2. 支气管扩张药物相关的质量控制：（1）雾化过程配合：需要深度吸气，短暂屏气。（2）等待时间 15~30 min。

（五）支气管扩张试验的结果判断与报告规范

1. 指标选择和结果判读：（1）指标选择：可选择的指标中以 FEV1 和 FVC 最为常用[9,15-16]。（2）结果判读：推荐支气管扩张试验阳性的标准为用药前后的 FEV1 和/或 FVC，两者分别计算，实测值改善量>200 ml 且改善率

>12%为阳性,否则为阴性[9,15-16]。

2. 报告规范:扩张试验报告应包括药物名称、剂量和给药方式、FEV1、改变的绝对值和改善率、结果判断等。例如:吸入沙丁胺醇气雾剂200μg,FEV1增加240 ml,改善率16%,支气管扩张试验阳性。

五、肺功能检查在慢性气道疾病诊断和管理中的应用

呼吸系统疾病常见症状如呼吸困难、咳嗽等是患者就诊的主诉,肺功能检查是疾病诊断的重要手段。

(一)肺功能检查在慢阻肺诊断和管理中的应用

肺通气功能检测是慢阻肺的诊断必备的手段,吸入支气管扩张剂后FEV1/FVC<0.7或正常下限(LLN)是诊断慢阻肺的金标准,必须强调是吸入支气管扩张剂后。临床上对于40岁以上、有慢阻肺高危因素者要常规进行肺通气功能筛查,以早期诊断慢阻肺,从而给予早期治疗,防止肺功能进行性下降,改善慢阻肺预后。慢阻肺病情严重度分级中,FEV1作为独立的指标,根据FEV1占预计值百分比,将慢阻肺分为慢性阻塞性肺疾病全球倡议(GOLD)4级[17],FEV1>80%预计值为GOLD 1级,50%预计值≤FEV1<80%预计值为GOLD 2级,30%预计值≤FEV1<50%预计值为GOLD 3级,FEV1<30%预计值为GOLD 4级。需要注意的是此慢阻肺的气流受限程度有别于肺功能损害程度,前者为疾病的严重程度分级,后者为肺功能损害分级,肺功能损害程度不等同于疾病的严重程度[18]。FEV1越低,预后越差,如果短期内FEV1进行性下降,则预示疾病进展迅速,预后更差。肺通气功能指标还可以作为指导药物选择的参考依据,如果慢阻肺患者支气管扩张试验阳性,或用支气管扩张剂后FEV1改善较多,结合外周血嗜酸粒细胞计数,提示该患者气道阻塞可逆因素较多,可能合并哮喘,除了用支气管扩张剂外,还应加用吸入糖皮质激素(ICS)。

(二)肺功能检查在哮喘诊断和管理中的应用

哮喘的诊断,肺通气功能检测也是必备的手段。哮喘的诊断标准中,除了临床症状体征外,需要有可变的气流受限的客观依据作为诊断标准[18],以

下 3 条至少要符合 1 条:1. 支气管扩张试验阳性。2. 支气管激发试验阳性。3. 24h 呼气峰值流速(PEF)变异率>10%。

临床上怀疑哮喘的患者,都应该进行常规肺通气功能检测,如通气功能提示阻塞性通气改变,即可以进行支气管扩张试验。如扩张试验阳性,结合临床病史来确立哮喘的诊断;如扩张试验阴性,且 FEV1>70%预计值者,有条件的单位可以行支气管激发试验。部分有条件的基层医疗机构在经过培训考核后也可开展(激发试验需要有临床医生在场)。

24h PEF 监测是一个简单可行的获得可变气流受限证据的手段,适合在基层医院广泛应用,但需要对患者进行充分的培训。除了机械式的峰流速仪外,目前还有多种电子峰流速仪、动态肺功能仪等,通过手机端蓝牙设备,把患者的数据与医院设备或医生端实时连在一起,自动计算出 24h PEF 的变异率。把 PEF 的变异率作为哮喘诊断标准时,一定要强调检测的准确性,避免由于检测误差导致变异过大。在哮喘管理中,肺通气功能检测同样很重要,FEV1 占预计值百分比及 PEF 变异率是哮喘病情严重程度的重要指标,也是哮喘严重程度分级的重要指标,哮喘患者经规范治疗后 FEV1 会明显改善。在哮喘管理中,强调对哮喘患者进行 PEF 监测,以及时发现病情变化,及时干预,以预防急性发作。

参考文献

[1] 梁晓林,郑劲平. 肺功能检查研究进展 2017[J]. 中国实用内科杂志,2018,8(38) 681-684.

[2] 中华医学会呼吸学分会肺功能专业组. 肺功能检查指南(第一部分). 概述及一般要求[J]. 中华结核和呼吸杂志,2014,37(6):402-405.

[3] 中华医学会呼吸病学分会哮喘学组. 支气管哮喘防治指南[J]. 中华结核呼吸杂志,2016,39(9):675-697.

[4] 中华医学会呼吸病学分会慢性阻塞性肺疾病学组. 慢性阻塞性肺疾病诊治指南(2013 修订版)[J]. 中华结核呼吸杂志,2013,4(36):255-258.

[5] 中华医学会呼吸病学分会哮喘学组. 咳嗽的诊断与治疗指南(2015 版)[J]. 中华结核和呼吸杂志,2016,5(39):323-336.

[6] 中华医学会呼吸病学分会肺功能专业组. 肺功能检查指南(第二部分):肺 M 计检查 [J]. 中华结核和呼吸杂志,2014,37(7):481-486.

[7] 中华医学会呼吸病学分会肺功能专业组. 肺功能检查指南:肺容量检查[J]. 中华结核和呼吸杂志,2015,38(4):255-260.

[8] 中华医学会呼吸病学分会肺功能专业组. 肺功能检查指南:体积描记法肺容量和气道阻力检查[J]. 中华结核和呼吸杂志,2015,38(5):342-347.

[9] 中华医学会呼吸病学分会肺功能专业组. 肺功能检查指南:呼气峰值流量及其变异率检查[J]. 中华结核和呼吸杂,2017,40(6):426-430.

[10] 中华医学会儿科学分会呼吸学组肺功能协作组,《中华实用儿科临床杂志》编辑委员会. 儿童肺功能系列指南(一):概述[J]. 中华实用儿科临床杂志,2016,31(9):653-658.

[11] 中华医学会儿科学分会呼吸学组肺功能协作组,《中华实用儿科临床杂志》编辑委员会. 儿童肺功能系列指南(二):肺容积和通气功能[J]. 中华实用儿科临床杂志,2016,31(10):744-750.

[12] 中华医学会儿科学分会呼吸学组肺功能协作组,《中华实用儿科临床杂志》编辑委员会. 儿童肺功能系列指南(四):潮气呼吸肺功能[J]. 中华实用儿科临床杂志,2016,31(21):1617-1621.

[13] 中华医学会儿科学分会呼吸学组肺功能协作组,《中华实用儿科临床杂志》编辑委员会. 儿童肺功能系列指南(五):支气管舒张试验[J]. 中华实用儿科临床杂志,2017,32(1):17-21.

[14] 中华医学会儿科学分会呼吸学组肺功能协作组,《中华实用儿科临床杂志》编辑委员会. 儿童肺功能系列指南(三):脉冲振荡[J]. 中华实用儿科临床杂志,2016,31(11):821-825.

[15] 中华医学会儿科学分会呼吸学组肺功能协作组,《中华实用儿科临床杂志》编辑委员会. 儿童肺功能系列指南(六):支气管激发试验[J]. 中华实用儿科临床杂志,2017,32(4):263-269.

[16] 中华医学会儿科学分会呼吸学组肺功能协作组,《中华实用儿科临床杂志》编辑委员会. 儿童肺功能及气道非创伤性炎症指标系列指南(七):呼出气体一氧化氮监测[J]. 中华实用儿科临床杂志,2017,32(21):1622-1627.

[17] Lin J, Wang W, Chen P, et al. Prevalence and risk factors of asthma in mainland Chi-

na：The CARE study［J］. Respir Med,2018,137:48-54.

［18］ Wang C, Xu J, Yang L, et al. Prevalence and risk factors of chronic obstructive pulmo-
nary disease in China（the China Pulmonary Health ［CPH］ study）:a national cross-
sectional study［J］. Lancet,2018,391（10131）:1706-1717.

第七章　咳嗽寻因性检查

第一节　24小时胃食管pH测定

24小时胃食管pH监测在反流性咳嗽及有关疾病的研究中起着重要的作用。近年来,无论是从仪器设备,还是从测定技术、资料分析方面都取得了很大进展,其临床应用价值得到了印证。大多数专家学者认为胃食管反流性咳嗽不仅仅是胃和食管的疾病,更多是合并呼吸道系统并发症,因此其诊断有一定难度性,误诊率极高[1]。因其发病机制是大量胃液进入食管刺激咽部的咳嗽感受器而引起的咳嗽所致,其症状有一定标志性,大多数表现为胸骨后烧灼感、反酸、干咳、咳少量白色黏痰。因为此病的症状和胃食管反流病临床表现极为相似,导致疾病易被误诊而产生抗生素和抗病毒药物的滥用,不仅不能控制病情,还会延误病情,对患者的生活质量以及身体健康造成严重的影响。

越来越多的临床医生认为24小时食管pH监测是反流性咳嗽的"金标准",也有越来越多的专家认为24小时胃食管pH监测有助于了解哮喘患者的症状与胃食管反流的相关性。胃食管反流病与哮喘症状密切相关的患者,抗反流治疗可显著地改善其症状及PEF波动率。24小时pH监测的应用也进一步排除了慢性咳嗽、咳嗽变异性哮喘(cough variant asthma,CVA)、嗜酸性粒细胞性支气管炎(eosinophilic bronchitis,EB)、鼻后滴漏综合征(posterior nasal drip syndrome,PNDS)和哮喘等疾病[2]。

24小时胃食道阻抗pH值检测试验在检测前先在体外用pH＝7及pH＝

1 的标准缓冲液核正电极,参考电极置于剑突下;自鼻腔插入 pH 电极,置于食管下括约肌(LEs)以上 5 厘米处,该部位的确定对监测的准确性十分重要,可用测压法、pH 梯度法或在内镜下或 X 线透视下定位;将电极导管固定于面颊部,连接盒式 pH 记录仪;检查完毕,将记录仪与计算机连接,输入数据,根据临床需要分析食管 24 小时的 pH 变化情况;之后运用 pH 检测仪以及计算机辅助计算分析,选择 Demeester 积分≥14.72 和/或反流与咳嗽的症状相关概率 SAP≥75%为标准,筛选结果异常者可基本诊断为胃食管反流性咳嗽。

参考文献

[1] 张招英.赵明晶.邵成文.慢性咳嗽的中西医治疗进展[J].中医药学报,2012,40 (03):158-159.

[2] Irwin R S, French C L, Curley F J, et al. Chronic cough due to gastroesophageal reflux. Clinical, diagnostic, and pathogenetic aspects [J]. Chest, 1993 Nov, 104 (5): 1511-1517.

第二节　过敏原测定

吸入性过敏原测定是评估过敏性气道疾病的一个非常有用的临床和研究工具。吸入过敏原导致过敏原特异性免疫球蛋白 E(IgE)与肥大细胞和嗜碱性粒细胞上的 IgE 受体交联。随后激活分泌途径,释放预先形成的和新生成的支气管收缩和血管通透性介质。支气管狭窄的发病,代表哮喘反应的早期阶段。晚期哮喘反应特点是细胞气道的炎症,支气管通透性增加,黏液分泌增加。晚期哮喘反应也与气道对非过敏性刺激的反应增加有关。大约一半的过敏性哮喘患者在吸入过敏原后出现晚期反应。吸入性过敏原测定可诱发过敏反应和严重急性支气管收缩,以及哮喘加重,夜间反复出现症状,持续数天。支气管对组胺、甲胆碱等非过敏性刺激的高反应程度,以及循环中特异性 IgE 水平是早期支气管对过敏原反应的主要决定因素[1-2]。因此,使用组胺 PC20(定义为引起 1 秒内用力呼气量下降 20% 的浓度)和皮肤试验终点[2],可以准确预测过敏原诱导的早期哮喘反应。最近一项关于过敏原 PC20、甲基胆碱 PC20 和皮肤试验终点之间关系的综述表明,以组胺和甲基胆碱为基础的公式在超过 92% 的受试者中,都预测了过敏原 PC20 在 3 倍浓度内的变化[3]。目前一种常用的方法是从一个喷雾器中使用潮气呼吸吸入加倍浓度的过敏原[4]。起始浓度是从甲胆碱激发试验和增加过敏原提取物浓度的皮肤点刺试验结果中选择的;最低浓度为过敏原引起 2 毫米皮肤脸腺炎和测定甲基胆碱 PC20 吸入过敏原的起始浓度。出于安全考虑支持通过逐步增加剂量的方法监测对过敏原的反应。过敏原测定诱导支气管收缩,在吸入后 10 分钟内急性发作,在 30 分钟内达到最大值,并在 3 小时内恢复到基线。这种支气管收缩反应被称为早期哮喘反应,如果 FEV1 较吸入前基线下降 15% ~ 20%,则为阳性。一些对过敏原测定产生早期哮喘反应的患者也会产生晚期哮喘反应,这可以通过 FEV1 从吸入前基线下降至少 15%

来衡量,从激发后 4~8 小时开始。在吸入豚草花粉提取物后形成早期反应的成年人中,晚期哮喘反应的患病率约为 50%[5-6],其他过敏原提取物包括房屋灰尘和猫毛屑也是如此。值得注意的是,哮喘晚期反应引起的支气管痉挛的增加比早期哮喘反应更为显著和持续,并与气道对非过敏性刺激如组胺和乙酰胆碱的高反应有关。

参考文献

[1] Vander Veen MJ, Lopuhaa CE, Aalberse RC, et al. Bronchial allergen challenge with isolated major allergens of Dermatophagoides pteronyssinus:the role of patient characteristics in the early asthmatic response[J]. J Allergy Clin Immunol,1998,102:24-31.

[2] Cockcroft DW, Murdock KY, Kirby J, et al. Prediction of airway responsiveness to allergen from skin sensitivity to allergen and airway responsiveness to histamine[J]. Am Rev Respir Dis,1987,135:264-267.

[3] Cockcroft DW, Davis BE, Boulet LP, et al. The links between allergen skin test sensitivity, airway responsiveness and airway response to allergen[J]. Allergy,2005,60:56-59.

[4] O'Byrne PM, Dolovich J, Hargreave FE. Late asthmatic responses[J]. Am Rev Respir Dis,1987,136:740-751.

[5] Robertson DG, Kerigan A T, Hargreave FE, et al. Late asthmatic responses induced by ragweed pollen allergen[J]. Allergy Clin Immunol,1974,54:244-254.

[6] Booij-Noord H, de Vries K, Sluiter HJ, et al. Late bronchial obstructive reaction to experimental inhalation of house dust extract[J]. Clin Allergy,1972,2:43-61.

第三节　睡眠呼吸监测

随着现代医学对睡眠疾病的认识逐渐提高,睡眠监测技术得到越来越广泛地应用,在神经科、呼吸科、耳鼻咽喉科、口腔科、精神科等临床科室均有开展。作为睡眠医学临床和科研的重要工具,多导睡眠监测技术的价值日益受到重视。多导睡眠监测(polysomnography,PSG)是在睡眠监测室中应用多导睡眠仪(polysomnograph)持续同步采集、记录和分析多项睡眠生理参数及病理事件的一项检查技术。多导睡眠监测采集和记录的参数包括脑电图、眼动电图、肌电图、心电图、口鼻气流、鼾声呼吸运动、脉氧饱和度体位等,还可以添加视音频监测、食管压力、食管 pH 值、经皮或呼气末二氧化碳分压、勃起功能等参数。这些参数以曲线数字、图像以及视音频等形式显示,并形成可判读分析的信息数据,即多导睡眠图(polysomnogram)。多导睡眠监测是分析睡眠结构、评估睡眠疾病的常用客观检查,是睡眠医学临床和科研的基本工具[1-4]。

一、多导睡眠监测的适应证、基本原则及推荐意见

(一)多导睡眠监测的适应证

1. 睡眠呼吸障碍疾病[5-12]:(1)睡眠呼吸障碍(sleep disordered breathing,SDB)患者的诊断,明确睡眠呼吸暂停和低通气事件的类型(阻塞型/中枢型/混合型)及睡眠呼吸障碍疾病的分类(阻塞性/中枢性),评估严重程度以及同其他睡眠疾病的鉴别;明确睡眠相关低通气疾病和睡眠相关低氧性疾病;(2)评价各种治疗手段对睡眠呼吸障碍的治疗效果;(3)高度疑似睡眠呼吸障碍,但应用家庭睡眠呼吸暂停监测或首次多导睡眠监测结果阴性患者的复查;(4)接受无创正压通气(Noninvasive positive pressure ventilation,NPPV)治疗的患者出现体质发生变化,临床治疗效果不佳或症状重新出现,

应用多导睡眠监测重新评估治疗情况;(5)无创正压通气前进行人工压力滴定;(6)临床上其他症状体征提示可能患有睡眠呼吸障碍疾病,如不能以原发疾病解释的日间过度嗜睡、日间低氧血症、红细胞增多症、难治性高血压、原因不明的心律失常、夜间心绞痛、晨起口干或顽固性慢性干咳等。

2. 日间过度嗜睡(Excessive daytime sleepiness,EDS)疾病[13-14]:(1)发作性睡病的诊断、鉴别以及治疗效果评估;(2)特发性睡眠增多的诊断及鉴别诊断;(3)在进行多次睡眠潜伏期测试(multiple sleep latency test,MSLT)的前一夜应进行多导睡眠监测。

3. 异态睡眠(parasomnias)、睡眠期癫病及其他夜间发作性疾病[15-18]:明确夜间发作性事件的疾病类型,如异态睡眠、睡眠期癫病及肌张力障碍等。特别对于临床症状不典型、常规治疗效果不明确或对自身及他人造成伤害等患者,需进行多导睡眠监测。

4. 运动障碍[19-21]:周期性肢体运动障碍患者的诊断评估,以及与不安腿综合征(restless legs syndrome,RLS)、快速眼球运动睡眠期行为紊乱等疾病的鉴别。

5. 失眠[22-25]:主要用于临床症状不典型或治疗效果欠佳的失眠患者的临床评估。以明确是否存在主观性失眠,鉴别是否合并睡眠呼吸障碍、周期性肢体运动障碍(periodic limb movement disorder,PLMD)、异态睡眠等影响睡眠的其他睡眠疾病。

6. 昼夜节律失调性睡眠–觉醒障碍(circadian rhythm sleep–wake disorders,CRSWD)[26-27]:明确患者的睡眠结构情况及排除其他睡眠障碍。观察患者昼夜节律变化推荐采用体动记录仪(actigraph)等便携式睡眠监测技术。

7. 精神疾病相关睡眠障碍[28]:(1)精神疾病相关睡眠障碍治疗效果评估;(2)排除睡眠呼吸障碍、不安腿综合征等其他睡眠障碍,以及药物因素导致的睡眠障碍。

(二)多导睡眠监测基本原则及推荐意见

1. 进行多导睡眠监测时,应充分考虑不同个体睡眠习惯可能存在的较大差异,依照患者日常作息时间选择合适的开始及结束时间并记录。解读多导睡眠监测报告的临床价值时也需结合患者年龄、基础疾病进行个体化的诊断分析。结合不同科室相应的临床检查需求,还应对患者进行必要的专科检查。

2. 睡眠分期及睡眠相关事件的判读推荐采用最新版的《美国睡眠医学会睡眠分期及其相关事件判读手册:规则、术语和技术规范》[29]。

二、检查方法

多导睡眠监测常规记录生物电信号,如脑电图(EEG)、眼动电图(EOG)、肌电图(EMG)和心电图(ECG);记录生理信号,如呼吸气流、胸腹运动、脉搏氧饱和度和鼾声等;记录外接信号,如经皮二氧化碳和压力滴定相关参数等。

1. 脑电图记录电极应按照国际"10-20"定位系统命名的标准放置。推荐将接地电极放置于 Fpz(接地电极置前额正中)位置及其附近,将参考电极放置于 Cz(中央中线)位置。如果在监测期间电极出现故障,备份电极应放置在 Fpz、C3、O1 和 M2;允许以 Fpz 代替 Fz(额中线),C3 替代 Cz 或 C4、O1 替代 Oz(枕中线),M2 替代 M1。脑电导联的组合推荐采用 C4-M1,F4-M1,O2-M1 进行记录;推荐导联的备份导联采用 C3-M2,F3-M2,O1-M2 进行记录;可接受导联为 Fz-Cz,Cz-Oz, C4-M1。

2. 推荐将眼动电图记录电极 E1、E2 分别置于左眼外眦向外向下各 1cm 处和右眼外眦向外向上各 1cm 处。EOG 导联推荐采用 E1-M2/E2-M2 记录。

3. 推荐将颏肌电图的探测电极放置在下颌骨前缘向下 2cm,中线左旁开 2cm 处为 Chin1 电极,中线右旁开 2cm 处为 Chin2 电极。参考电极 ChinZ 置于下颌骨前缘中线上 1cm 处。推荐导联采用 Chin1-ChinZ 或 Chin2-ChinZ。

4. 呼吸气流监测:推荐同时采用口鼻温度传感器、鼻压力传感器监测呼吸气流。口鼻温度传感器通常置于鼻孔和口唇上方。

5. 呼吸努力监测:推荐采用呼吸感应体积描记胸腹呼吸带监测呼吸努力度。胸带放置在腋下靠近乳头水平,腹带放置在脐水平。也可选用肋间或膈肌肌电图和食管内测压等进行记录。

6. 脉搏氧饱和度监测:通常使用指端或耳垂传感器,持续记录脉搏氧饱和度以评价氧饱和度降低程度和频次。成人脉氧探头放置于无名指端并妥善固定。

7. 心电监测:通常应用单一导联心电监测。推荐采用改良 II 导联的电极放置方法,负极放置于右锁骨下方与右下肢延长线交点,正极放置于第 6、7 肋间与左下肢延长线交点。主要用于评估心率和心律失常。

8. 肢体运动监测:电极通常放置于双下肢胫前肌中段,两电极间距 2 ~ 3cm。根据临床检查需求,也可以同时监测双上肢运动,此时应将电极置于双侧指伸肌或指浅屈肌中段,两电极间距 2~3cm。

9. 视频音频记录:视频及音频记录应与 EEG、EOG、EMC 等信号同步,以确认患者的体位、睡眠期间的异常行为和发声等。音频还可用于协助诊断磨牙、梦语、鼾症、呻吟等。鼾声传感器需放置在颈部适当位置以拾取最大信号。

10. 体位记录:记录体位变化的三维加速传感器通常放置于前正中线近胸骨剑突的位置,可以显示仰卧位、俯卧位、左侧卧位、右侧卧位以及直立位等不同体位。

11. 其他辅助监测内容:针对不同临床检查需要,可增加相应监测模块。如对睡眠呼吸障碍患者,可增加呼气末二氧化碳分压监测、经皮二氧化碳分压监测等辅助监测[30]。对异态睡眠或癫痫患者,推荐进行全程视频脑电波监测和增加脑电图记录电极,并推荐在分析时采用 10s 视窗进行判读[31-33]。对胃食管反流病患者进行诊断和治疗评估时可同时进行食管 pH 测定[34]。对存在阴茎勃起功能障碍的患者,可以通过测定扣带张力来反映是否出现阴茎勃起、勃起强度及所处睡眠期[35-36]。

三、睡眠分期的基本规则和依据

(一)睡眠分期的基本规则

1.睡眠分期的基本单位:连续 30s 的睡眠脑电图记录称为一帧(epoch)。帧是睡眠分期的最小单位,每一帧应标记为一个睡眠分期。当一帧中出现 2 个或以上睡眠分期的特征时,应以占主导(比例最大)的睡眠分期作为此帧的标记。

2.睡眠分期的标记:正常睡眠结构分为三个部分,非快速眼球运动睡眠(non-rapid eye movement,NREM)期、快速眼球运动睡眠(REM)期和清醒期,其中 NREM 期又分为 N1 期、N2 期和 N3 期。(1)W 期:脑电图在睁眼时可以为低波幅的混合波形(β 波和 α 波),闭眼时可在枕区记录到 α 节律并且占所在帧的比例应>50%。眼动电图在睁眼时可为阅读眼动、快速眼球运动和眨眼,闭眼时可记录到慢速眼球运动。颏肌电图波幅多变,但一般高于睡眠期。(2)N1 期:脑电图的特征为低波幅混合频率波,并且占所在帧的比例应>50%,可以出现顶尖波。眼动电图可以为慢速眼球运动,颏肌电图波幅多变,通常低于清醒期。(3)N2 期:脑电图的特征波为睡眠纺锤波和 K 复合波。眼动电图记录通常没有明显的眼球活动,有时也可见慢速眼球运动。颏肌电图波幅多变,通常低于清醒期。(4)N3 期:脑电图中慢波占所在帧的比例应≥20%。眼动电图记录通常没有眼球运动。颏肌电图波幅多变,通常低于 N2 期,有时会接近 R 期水平。(5)R 期:脑电图可见低波幅混合频率波,可以出现锯齿波,眼动电图可见快速眼球运动,颏肌电图可见张力明显降低,通常为整个记录的最低水平。

3.睡眠分期的其他情况:(1)大体动(MBM)[37]:由于身体活动和 EMG 伪迹干扰 EEG 超过一帧的 50%,导致无法准确判断睡眠分期。(2)唤醒(arousal)[38]:睡眠期间脑电频率发生突然变化、引起睡眠连续性的一过性中断,但并不一定表现出清醒的情况。在非快速眼球运动睡眠判读唤醒,需要观察到脑电频率突然改变,出现 α 波、θ 波或频率>16 Hz 的波,持续时间≥3 s,频率改变前存在持续时间≥10 s 的稳定睡眠。在快速眼球运动睡眠判读唤醒、在满足脑电频率变化的同时,还需要同时在颏肌电记录中观察到肌电增高超过 1。

(二)睡眠分期的依据

多导睡眠监测主要依据脑电图、眼动电图和颏肌电图记录的信息,综合判断清醒期和睡眠各期。

1. 脑电图记录的常见波形:识别脑电记录波形是睡眠分期的重要基础。除了在常规脑电图监测中常见的 α 波、β 波、δ 波等波形外,还有一些特有的脑电波形,是判读相应睡眠期的主要依据或参考,包括 α 节律、低波幅混合频率波、顶尖波、睡眠纺锤波、K 复合波、慢波、锯齿波等。

2. 眼动电图记录的常见波形:(1)眨眼(blinks):清醒期睁眼状态眨眼时出现的 0.5～2.0 Hz 共轭垂直眼动波。(2)阅读眼动(reading eye movements):阅读文字时出现的由慢速眼球运动和随后反向快速眼球运动组成的共轭眼动波。(3)快速眼球运动(rapid eye movement,REM):共轭、不规则、波形陡峭的眼动波,初始达峰时间<500 ms。快速眼球运动是 R 期的特征,也见于清醒状态睁眼扫视周围环境时。(4)慢速眼球运动(slow eye movement,SEM):共轭、相对规则的正弦眼动波,初始达峰时间通常>500 ms。

3. 颏肌电图记录的常见波形:颏肌电波幅通常清醒期高于睡眠期。进入睡眠期后,颏肌电波幅由 N1 期至 N3 期继续逐渐降低,也可在 N1 期已降至较低水平,R 期降低至整个记录的最低水平。

四、睡眠期异常事件

(一)呼吸相关事件

1. 呼吸暂停:口鼻温度传感器通道呼吸气流信号幅度较基线下降≥90%,且事件持续时间≥10s。基于气流缺失期间呼吸努力的有无,进一步分为:(1)阻塞性呼吸暂停。呼吸气流缺失期间,呼吸努力持续存在或增强;(2)中枢性呼吸暂停。呼吸气流缺失期间,呼吸努力持续消失;(3)混合性呼吸暂停。呼吸气流缺失期间,事件起始部分呼吸努力消失,而后呼吸努力恢复。

2. 脉搏氧饱和度降低：通常定义为较呼吸事件前脉搏氧饱和度下降≥3%的事件。

3. 低通气：鼻压力通道呼吸气流信号幅度较基线下降≥30%，事件持续时间≥10 s，并伴有脉氧饱和度较基线值下降≥3%或伴有唤醒。

4. 呼吸努力相关性唤醒（respiratory effort-related arousal，RERA）：一段持续时间≥10s 的呼吸事件，具备呼吸努力增加或鼻压力波形变扁平的特征，同时导致睡眠中出现唤醒，而且不满足呼吸暂停或低通气的标准。

（二）心脏相关事件

1. 窦性心动过速：睡眠期间窦性心律，心率持续≥90 次/min，持续时间超过 30 s。

2. 窦性心动过缓：睡眠期间窦性心律，心率持续≤40 次/min，持续时间超过 30 s。

3. 心脏停搏：心脏停搏时间≥3 s。

4. 宽复合波心动过速：至少出现连续 3 次心搏，QRS 复合波波形宽大，时限≥120 ms，心率>100 次/min。

5. 窄复合波心动过速：至少出现连续 3 次心搏，QRS 复合波时限<120 ms，心率>100 次/min。

6. 心房颤动：心律绝对不齐，正常 P 波被大小、形态、时限不等的快速颤动波取代。

（三）肢体运动异常事件

1. 有意义的肢体运动：持续时间 0.5~10s，EMG 波幅与静息状态相比升高>8μV，持续时间以 EMG 波幅与静息状态相比升高>8μV 为起点，EMG 波幅与静息状态相比升高不超过 2μV 的起始处为终点。

2. 周期性肢体运动：连续出现 4 次或以上的肢体运动，连续相邻两次肢体运动的起点间隔时间 5~90s。

3. 睡眠中周期性肢体运动（periodic limb movement in sleep，PLMS）：出现在睡眠期间的周期性肢体运动。

4. 快速眼球运动睡眠期持续肌电活动：在 1 帧 R 期中，出现颏肌电波幅高于非快速眼球运动睡眠期最小波幅的肌电活动时间超过50%。

5.快速眼球运动睡眠期阵发性肌电活动:在1帧R期中,再次细分每3秒为一小帧,其中5小帧出现持续时间0.1～5.0s,波幅较基础EMG波幅升高≥4倍的阵发性肌电活动。

五、多导睡眠监测的安全性和注意事项

睡眠监测室医师应结合检查目的及对患者具体病情的评估,安排医护人员进行整夜监护,特殊患者必要时签署知情同意书并要求家属陪护。对于监测中可能出现的意外情况制定应急预案,应加强睡眠医师和睡眠技师人员培训,使其具备独立处理突发事件的能力[39]。睡眠监测室应有相对独立的空间,保证安静、遮光和舒适的睡眠环境,可调控室温,配备基本的抢救设备和防护装置。

参考文献

[1] 赵忠新.睡眠医学[M].北京:人民卫生出版社,2016:58-81.

[2] Kryger MIHI, RothT, Demeat w. Principles and Practiceof leep Medicine[M]. Philadelphia:Esevirr,2017.

[3] Practice parameters for the indications for polysomnography and related procedures. Polysominography Task Force, American Sleep Disorders Association Standards of Practice Committee[J]. Sleep,1997,20(6):406-422

[4] Chesson AL Jr, Ferber RA, Fry JM, et al. The indications for polysomnography and related procedures[J]. Sleep,1997,30(6):423-487.

[5] 中国医师协会睡眠医学专业委员会.成人阻塞性睡眠呼吸暂停多学科诊疗指南[J]. 中华医学杂志,2018,98(24):1902-1914.

[6] 中华医学会呼吸病学分会睡眠呼吸障碍学组、睡眠呼吸疾病无创正压通气临床应用专家共识(草案)[J]. 中华结核和呼吸杂志,2017,40(9):667-677.

[7] 中华医学会呼吸病学分会睡眠呼吸陈碍学组.阻塞性睡眠呼吸暂停低通气综合征诊治指南(2011年修订版)[J]. 中华结核和呼吸杂志,2012,35(1):9-12.

[8] 中华医学会呼吸病学分会睡眠呼吸障碍学组,李庆云.阻塞性睡眠呼吸暂停低通气

综合征患者持续气道正压通气临床应用专家共识(草案)[J]. 中华结核和呼吸杂志,2012,35(1):13-48.

[9] Rosen 1M, Kirsch DB, Chervin RD, et al. Clinical Use of a Home Sleep Apnea Test:An American Academy of Sleep Medicine Position Statement[J]. Clin Sleep Med,2017,13(10):1205-1207.

[10] Kapur VK, Auckley DH, Chowdhuri S,el al. Clinical Practice Guideline for Diagnostic Testing far Adult Obstructive Sleep Apnea:An American Academy of Sleep Medicine Clinical Practice Guideline[J]. Clin Sleep Med,2017,13(3):479-504.

[11] Qaseem A, Dallas P, Owens DK,el al. Diagnosis of obstructive sleep apnea in adults:a clinical practice guideline from the American College of Physicians[J]. Ann Inter Med,2014,161(3):210-220.

[12] 张伟,王莞尔.规范阻塞性睡眠呼吸暂停无创正压通气压力滴定[J]. 中华结核和呼吸杂志,2017,40(9):657-660.

[13] 中华医学会神经病学分会.中华医学会神经病学分会睡眠障碍学组,解放军医学科学技术委员会神经内科专业委员会睡眠障碍.中国发作性睡病诊断与治疗指南[J]. 中华神经科杂志,2015,48(6):445-452.

[14] Littner MR, Kushida c, Wise м, et al. Pratice parameters for clinical use of the multiple sleep latency tes and the maintenance of wakefulness test[J]. Sleep,2005,28(1):113-121.

[15] Faldvary-Schaefer N, Abheikhtaha. Complex nocturnal behaviors:nocturnal seizures and parasomnias [J]. Continuum,2013,19(1 Sleep Disonders):104-431.

[16] Boursoulian LJ, Schenck CII, Mahowald Mw, et al. Differentiating parasomnias from noctumal seizures[J]. Clin Sleep Med,2012 Feb 15,8(1):108-112.

[17] Tinuper P, Provini F, Bisulli F, et al. Movement disorders in sleep:guidelines for differentiating epileptic from non-epileptic motor phenomena arising from sleep[J]. Sleep Med Rev,2007,11(4):255-267.

[18] Grigg-Damberger M, Ralls F. Primary sleep disorders and paroxysnal nocturmal nonepileptic events in adults with epilepsy from tbe pespective of sdeep specialisis[J]. J Clin Neurophysiol,2011,28(2):120-140.

[19] 中华医学会神经病学分会睡眠障碍学组.中国快速眼球运动睡眠期行为障碍诊断

与治疗专家共识[J]. 中华神经科杂志,2017,50(8):567-571.

[20] 中华医学会神经病学分会帕金森病及运动障碍学组.不宁腿综合征的诊断标准和治疗指南[J]. 中华神经科杂志,2009,42(10):709-711.

[21] Manconi M, Ferri R, Zucconi M, et al. Dissociation of periodic leg movements from arousals in restless legs syndrome[J]. Ann Neurol,2012,71(6):834-844.

[22] 中华医学会神经病学分会睡眠障碍学组.中国成人失眠诊断与治疗指南(2017版)[J]. 中华神经科杂志,2018.51(5):324-335.

[23] 中国失眠症诊断和治疗指南(一)[J].临床医学研究与实践,2017,2(27):201.

[24] Schutte-Rodin S, Broch L, Buysse D, et al. Clinical guideline for the evaluation and management of chronic insomnia in adults[J]. Clin Sleep Med,2008.4(5):487-504.

[25] Riemann D, Baglioni C, Bassetti C, et al. European guideline for the diagnosis and treatment of insomnia[J]. Sleep Res,2017,26(6):675-700.

[26] 李雁鹏,赵忠新.体动记录仪在睡眠障碍的诊断和疗效评估中的应用[J]. 中国新药与临床杂志,2007,26(9):681-685.

[27] Smith MT, McCrae CS, Cheung J, et al. Use of Actigraphy for the Evaluation of Sleep Disorders and Circadian Rhythm Sleep-Wake Disorders:An American Academy of Sleep Medicine Clinical Practice Guideline[J]. Clin Sleep Med,2018,14 (7):1209-1230.

[28] Sculthorpe LD, Douglass AB. Sleep pathologies in depression and the clinical utility of polysomnography[J]. Can J Psychiatry,2010,55(7):413-421.

[29] Berry RB,Albertario CL. Hardling SM, e al. The AASM Manual for the Scaring of Sleep and Associated Events:Rules, Terminology and Technical Specifications[M]. American Academy af Sleep Medicine. 2018.

[30] 刘亚男,董宵松,周薇,等.经皮 CO_2 分压监测在睡眠呼吸障碍性疾病中的应用价值[J]. 中华医学杂志,2014,94(6):408-411.

[31] Malhotra RK, Avidan AY. Parasomnias and their mimics[J]. Neural Clin, 2012,30(4):1067-1094.

[32] Yiş U,Kurul SH, Öztura I, et al. Polysomnographic and long-term video electroencephalographic evaluation of cases presenting with parasomnias[J]. Acta Neurol Belg,2013,113(3):285-289.

[33] Foldvary-Schaefer N, Malow B. Video recordings and video polysomnography [J].

Handb Clin Neurol,2011,98:65-70.

[34] Orr WC, Goodrich S,Fernström P, Hasselgren G. Occurrence of nighttime gastroesophageal reflux in disturbed and normal sleepers[J]. Clin Gastroenterol Hepatol,2008,6 (10):1099.104.

[35] Mann K, Pankok J,Connemann B, et al. Sleep investigations in erectile dysfunction [J]. Psychiatr Res,2005,39(1):93-99.

[36] Hirshkowitz M, Schmidt MH. Sleep-related erections:clinical perspectives and neural mechanisms[J]. Sleep Med Rev,2005,9(4):311-329.

[37] Silber MH,Ancoli-Israel S, Bonnet MH, et al. The visual scoring of sleep in adults[J]. Clin Sleep Med,2007,3(2):121-131.

[38] Ruehland WR, O′Donoghue FJ, Pierce RJ, et al. The 2007 AASM recommendations for EEG electrode placement in polysomnography:impact on sleep and cortical arousal scoring[J]. Sleep,2011,34(1):73-81.

[39] Kolla BP. lam E. OLson E. el al. Patient safely incident during overight polysomnography:a five-year observational cohort study [J]. Clin Slep Med, 2013,9(11): 1201-1205.

第八章　其他

第一节　6分钟步行试验

在1960年代初期,Balke开发了一种简单的测试,通过测量在规定时间段内步行的距离来评估患者机体功能能力[1],研发了12分钟的现场步行测试来评估个体的身体健康水平[2],后发现步行测试也适用于评估慢性支气管炎患者的机体能力[3]。为了适应步行12分钟太累的呼吸系统疾病患者,发现步行6分钟的效果与步行12分钟一样好[4]。功能性步行测试的评论还发现"6分钟步行试验(6-minute walk test,6MWT)比其他步行测试更易于管理,且有更好的耐受性和更能反映日常生活活动"[5]。1985年Guyatt[6]等率先将6分钟步行试验应用于评价心力衰竭患者的活动能力。作为一种亚极量运动试验,6分钟步行试验能较好地复制患者日常生理状态,它具有简单易行、经济安全等优点,尤其适用于老年人、体弱者、严重心肺功能不全者的心肺功能评价,在广大基层医院可以广泛推广,并可指导患者的康复训练改善预后。

6分钟步行试验是一项实用的简单测试,需要30米长的走廊,但不需要锻炼设备或对技术人员进行高级培训。步行是除最严重受损患者外的所有患者每天进行的一项活动。该测试测量患者在6分钟内可以在平坦、坚硬的表面上快速行走的距离(6MWD)。它可以评估运动过程中所涉及的各系统的综合反应,包括呼吸、心血管系统、全身循环、外周循环、血液、神经肌肉单位和肌肉代谢,但它并不提供运动中涉及的每个不同器官和系统的功能或运动限制机制的具体信息,如最大心肺运动测试结果。患者自行调整进行的 6 分钟步行试验运动试验评估的是个体功能能力的次最大水平,大多数患者在 6 分钟步行试验期间并不会达到最大运动能力,他们会根据自身条件选择适合自己的运动强度,并允许在测试期间停下来休息,这被称为次最大水平。其实在大多数日常生活活动中个体都是在次最大运动水平下进行的,因此 6 分钟步行试验可能会更好反映日常身体活动的功能水平[7]。

一、如何测量 6 分钟步行试验

(一)地点

6 分钟步行试验应该在室内沿着长而平坦、笔直、封闭的走廊进行。如果天气舒适,可以在户外进行测试。步行路线的长度必须为 30 米。因此,需要一个 30 米的走廊。走廊的长度应每 3 米标出一次。周转点应标有圆锥体(例如橙色交通锥)。应当在地板上用鲜艳的胶带在每条圈的起点和终点标记一条起点线。

基本原理:较短的走廊需要患者花更多时间更频繁地反转方向,从而减少了 6 分钟步行距离。大多数研究使用的是 30 米长的走廊,但有些研究使用的是 20 米或 50 米的走廊。最近的一项多中心研究发现,直道长度在 15 到 50 米之间没有显著影响,但是患者在连续(卵形)轨道上走得更远(平均距离 28 米)[8-17]。

使用跑步机确定 6 分钟步行距离可以节省空间并可以在运动过程中进行连续监视,但是不建议将跑步机用于 6 分钟的步行测试,患者无法在跑步机上自律。在一项针对重度肺病患者的研究中,与使用 30 米走廊的标准 6 分钟步行距离相比,跑步机在 6 分钟内行走的平均距离(由患者调整速度)平均缩短了 14%[18]。差异的范围很广,患者在跑步机上行走 120 米到 390 米,而在走廊上行走 360 米。因此,跑步机的测试结果不能与走廊测试互换。

(二)所需设备

1. 倒数计时器(或秒表)

2. 机械圈数计数器

3.两个小锥体标记转折点

4.可以轻松地沿着步行路线移动的椅子

5.剪贴板上的工作表

6.氧气来源

7.血压计

8.电话

9.自动化电子除颤器

(三)患者准备

1.应该穿舒适的衣服。

2.应该穿合适的鞋子走路。

3.患者在测试期间应使用其通常的助行器(手杖,助行器等)。

4.病人通常的医疗方案应继续。

5.在清晨或午后测试之前可以吃一顿便餐。

6.在开始测试后的 2 小时内,患者不应进行剧烈运动。

(四)测量

1.应该在一天的同一时间进行重复测试,以最大限度地减少日内波动。

2.测试前不应进行"预热"期。

3.在测试开始之前,患者应在靠近起始位置的椅子上休息至少 10 分钟。在此期间,检查是否有禁忌证,测量脉搏和血压,并确保衣服和鞋子合适。

4.脉搏血氧饱和度是可选的。如果执行了此操作,则测量并记录基线心率和血氧饱和度(SpO_2),并按照制造商的说明使信号最大化并使运动伪影最小化。记录之前,确保读数稳定。注意脉冲规律性和血氧仪信号质量。

测量氧饱和度的基本原理是,尽管距离是主要的结局指标,但在连续评估中,通过增加距离或通过走相同距离即可减轻症状可能会显示出改善。在运动过程中,请勿将 SpO_2 用于持续监测。技术人员不得与患者同行以观察 SpO_2。如果脉搏血氧仪在行走过程中佩戴,则必须轻巧(小于 900 克),由电池供电并固定在适当的位置(也可使用"腰包"固定),以便患者不必握住或稳定它,从而大步不受影响。许多脉搏血氧仪都有相当大的运动伪影,妨碍了步行过程中的准确读数。

5.让患者站立并使用自我感知量表对基线呼吸困难和整体疲劳进行评分。

6.将单圈计数器设置为零,并将计时器设置为 6 分钟。组装所有必要的设备(计时器,剪贴板,博格秤,工作表),然后移至起点。

7.指导患者如下:

"该测试的目的是尽可能走 6 分钟。您将在此走廊中来回走动。6 分钟的步行时间很长,所以您尽量表现出自己的力量。当您气喘吁吁或精疲力尽时,允许您减速,停止和必要时休息。您可以在休息时靠在墙上,但会尽快恢复行走。

您将在锥体周围来回走动。您应该绕锥体旋转,然后继续前进。现在,我将向您展示。请看我如何转弯。"

指导者走一圈来演示(轻快地走动并绕圆锥旋转)。

"准备好了吗?我将使用此计数器来跟踪您完成的圈数。每当您在此起跑线处转弯时,我都会单击它。请记住,目标是尽可能步行 6 分钟,但不要跑步或慢跑。"

立即开始,或准备就绪时开始。

8.让患者站在起跑线上。在测试期间,指导者应站在起跑线附近,勿与患者同行。一旦患者开始走路,就启动计时器。

9.步行过程中请勿与任何人交谈。使用语言鼓励时,请保持语调均匀。看病人,不要分心并忘记圈数。参与者每次返回起跑线时,请单击一次单圈计数器(或在工作表上标记单圈)。让参与者看到你这样做。使用肢体语言来放大点击声,例如在比赛中使用秒表。

在第一分钟之后,告诉患者以下内容(以均匀的音调):"您情况良好。您还有 5 分钟的路程。"

当计时器显示剩余 4 分钟时,请告知患者以下内容:"继续坚持。您还有 4 分钟的路程。"

当计时器显示剩余 3 分钟时,请告知患者以下内容:"您情况良好。您完成了一半。"

当计时器显示剩余 2 分钟时,请告知患者以下内容:"继续坚持。您只剩 2 分钟了。"

当计时器显示仅剩 1 分钟时,请告诉患者:"您情况良好。您只有 1 分钟的路程。"

请勿使用其他鼓励词(或加速肢体语言)。

如果患者在测试过程中停止行走并需要休息,请说:"如果愿意,您可以靠在墙上。然后只要有能力就继续步行。"不要停止计时器。如果患者在 6 分钟之前停止并拒绝继续(或您决定他们不应该继续),则将椅子转过来让患者坐下,停止行走,并在工作表上记录距离、停止时间以及过早停止的原因。

当计时器结束后 15 秒时,请说:"一会儿我说停止时,您就在所在的地方停下来,我会来找您的。"

当计时器响起(或发出嗡嗡声)时,请说:"停止!"走向病人。如果患者看起来很累,可以考虑让患者坐下椅子。通过在地板上放一个豆袋或胶带来标记停下来的地方。

10. 测试后:记录步行后的自我感知呼吸困难和疲劳,并问:"什么使您无法走得更远?"

11. 如果使用脉搏血氧仪,请从血氧仪中测量 SpO_2 和脉搏率,然后卸下传感器。

12. 记录计数器的圈数(或工作表上的刻度)。

13. 使用墙壁上的标记作为距离指南,记录所覆盖的额外距离(最后部分圈中的米数)。计算步行的总距离,并将其记录在工作表上。

14. 说患者辛苦了,并让其休息。

二、适应证及局限性

6 分钟步行试验的最强适应证是测量中度至重度心脏病或肺病患者对医疗干预措施的反应。6 分钟步行试验还被用作判断患者功能状态的一次性指标,以及发病率和死亡率的预测指标。研究人员在这些环境中使用6分钟步行试验并不能证明该测试对于确定功能能力或由于干预这些疾病的患者而引起的功能能力改变在临床上是有用的(或最佳测试)。为了确定6分钟步行试验在各种临床情况下的实用性,有必要进行进一步的研究。正式的心肺运动测试提供了对运动反应的全面评估、对功能能力和损伤的客观确定、确定进行长时间运动所需的适当强度、量化限制运动的因素以及定义潜在的病理生理机制,例如参与运动的不同器官系统的贡献。6分钟步行试验不能确定峰值摄氧量,不能诊断运动性呼吸困难的原因,也不能评估运动受限的原因或机制。6分钟步行试验提供的信息应被视为心肺运动测试的补充,而不是替代它。尽管这两种功能测试之间存在差异,但据报道它们之间存在一些良好的相关性。例如,据报道,对于终末期肺病患者,6分钟步行距离和峰值摄氧量之间存在显著相关性[19-21]。

在某些临床情况下,6分钟步行试验提供的信息可能比峰值摄氧量更好地反映患者的日常活动能力。例如,6分钟步行距离与生活质量的正式指标更好地相关。治疗干预后6分钟步行距离的变化与呼吸困难的主观改善相关。对于慢性阻塞性肺疾病(COPD)患者,6分钟步行距离的重现性(变异系数约为8%)似乎比1秒强制呼气量的重现性更好。与6分钟步行距离相比,功能状态问卷调查表的短期变异性更大(22%~33%)。

穿梭步行测试类似于6分钟步行试验,但它使用来自盒式磁带的音频信号来指导患者在10米长的路线上来回走动的步伐。步行速度每分钟增加一次,当患者无法在所需时间内到达转折点时,测试结束。进行的运动类似于症状受限,最大增量跑步机测试。穿梭步行试验的一个优点是,与6分钟步行距离相比,它与峰值摄氧量具有更好的相关性。缺点包括验证较少,适用范围较广以及存在更多心血管问题的可能性[22-35]。

三、禁忌证

6分钟步行试验的绝对禁忌证包括:前1个月的不稳定型心绞痛和心肌梗死。相对禁忌证包括静息心率大于120次/分,收缩压大于180 mm Hg和舒张压大于 100 mm Hg。

有任何这些发现的患者应转介给医生,以命令或指导检查进行单独的临床评估,并就检查的进行作出决定。在测试前,还应检查前 6 个月的静息心电图结果。稳定的劳累性心绞痛不是 6 分钟步行试验的绝对禁忌证,但是有这些症状的患者应在使用抗心绞痛药物后进行检查,并应迅速提供硝酸盐急救药物。

四、结论

运动实验是临床疾病诊疗过程中,较为常见的一种手段,其目的在于通过对疾病患者运动能力的测定,来了解患者的病情发展,掌握机体的相关功能状态。6 分钟步行试验是一种常用于测评肺部疾病患者的运动实验,指的是测定患者在 6 分钟之内正常行走的距离,具有操作简单、方便、无创等特点,可以评价患者心功能、肺功能状况,同时还可作为预后评判的重要指标[8]。

患者自信心是一种反映个体对自己是否有能力成功地完成某项活动的信任程度的心理特性,是一种积极、有效地表达自我价值、自我尊重、自我理解的意识特征和心理状态,也称为信心。自信心的个体差异不同程度地影响着学习、竞赛、就业、成就等多方面的个体心理和行为。自信心是日常生活中常常谈起的一个概念,而在心理学中与自信心最接近的是班杜拉(albert bandura)在社会学习理论中提出的自我效能感(self-efficacy)的概念。对肺功能不全的患者进行 6 分钟步行试验检测,在提高患者治疗疾病的自信心、增强遵医行为方面取得了满意效果。

6 分钟步行试验已成为评估各种肺部疾病患者功能状态和预测预后的有用工具,包括慢性阻塞性肺疾病、间质性肺病、结节病和原发性肺动脉高压[9-12]。由于其简单、低成本、非侵入性、易于操作和可重复性,它也被用作评估肺部疾病的标准化运动测试[13]。目前 6 分钟步行试验被用于测量中度至重度心脏或肺部疾病患者对医疗干预的反应,也被用作对患者功能状态的一次性测量,以及发病率和死亡率的预测指标。但在临床上 6 分钟步行试验结果并不能作为确定患者功能能力或对患有这些疾病的患者进行干预而导致功能能力变化的临床客观指标(或最佳测试),因此需要进一步的临床研究来确定6分钟步行试验在各种临床情况下的效用。

参考文献

[1] Balke B. A simple field test for the assessment of physical fitness[J]. CARI Report, 1963,63:18.

[2] Cooper KH. A means of assessing maximal oxygen intake:correlation between field and treadmill testing[J]. JAMA,1968,203:201-204.

[3] McGavin CR, Gupta SP, McHardy GJR. Twelve-minute walking test for assessing disability in chronic bronchitis[J]. BMJ,1976,1:822-823.

[4] Butland RJA, Pang J, Gross ER, et al. Two-, six-, and 12-minute walking tests in respiratory disease[J]. BMJ,1982,284:1607-1608.

[5] Solway S, Brooks D, Lacasse Y, et al. A qualitative systematic overview of the measurement properties of functional walk tests used in the cardiorespiratory domain[J]. Chest, 2001,119:256-270.

[6] 李士荣,崔立慧,孙明,等.肺康复综合干预对COPD稳定期患者心肺功能及6分钟步行距离的改善效果评价[J].国际呼吸杂志,2018,38(24):1883-1887.

[7] American Thoracic Society. ATS statement:guidelines for the six-minute walk test[J]. Am J Respir Crit Care Med,2002,166(1):111-117.

[8] 魏丽娟,严梅,王虹,等.6min步行试验对稳定期慢性阻塞性肺病患者肺功能的评估[J].中华医学实践杂志,2019,4(7):670-671.

[9] Lettieri CJ, Nathan SD, Browning RF, et al. The distance-saturation product predicts mortality in idiopathic pulmonary fibrosis[J]. Respir Med,2006,100(10):1734-1741.

[10] Miyamoto S, Nagaya N, Satoh T, et al. Clinicalcorrelates and prognostic significance of six-minute walk test in patients with primary pulmonary hypertension. Comparison with cardiopulmonary exercise testing[J]. Am J Respir Crit Care Med,2000,161(2 Pt 1): 487-492.

[11] Sciurba F, Criner GJ, Lee SM, et al. Six-minute walk distance in chronic obstructive pulmonary disease:reproducibility and effect of walking course layout and length[J]. Am

J Respir Crit Care Med,2003,167(11):1522-1527.

[12] Alhamad EH, Shaik SA, Idrees MM, et al. Outcome measures of the6 minute walk test: relationships with physiologic and computed tomography findings in patients with sarcoidosis[J]. BMC Pulm Med,2010,10:42.

[13] American Thoracic Society. Erratum:ATS statement:guidelines for the six-minute walk test[J]. Am J Respir Crit Care Med,2016,193(10):1185.

[14] Guyatt GH, Sullivan MJ, Thompson PJ, et al. The 6-minute walk:a new measure of exercise capacity in patients with chronic heart failure[J]. Can Med Assoc J,1985,132:919-923.

[15] Lipkin DP,Scrivin AJ, Crake T, et al. Six minute walking test for assessing exercise capacity in chronic heart failure[J]. BMJ,1986,292:653-655.

[16] Troosters T, Gosselink R, Decramer M. Six minute walking distance in healthy elderly subjects[J]. Eur Respir J,1999,14:270-274.

[17] Weiss RA, et al. Six minute walk test in severe COPD:reliability and effect of walking course layout and length[M]. ACCP Conference,2000.

[18] Stevens D,Elpern E, Sharma K, Szidon P, Ankin M, Kesten S. Comparison of hallway and treadmill six-minute walk tests [J]. Am J Respir Crit Care Med, 1999, 160:1540-1543.

[19] Jensen LA,Onyskiw JE, Prasad NGN. Meta-analysis of arterial oxygen saturation monitoring by pulse oximetry in adults[J]. Heart Lung,1998,27:387-408.

[20] Barthelemy JC,Geyssant A, Riffat J, et al. Accuracy of pulse oximetry during moderate exercise:a comparative study[J]. Scand J Clin Lab Invest,1990,50:533-539.

[21] Borg GAV. Psycho-physical bases of perceived exertion [J]. Med Sci SportsExerc, 1982,14:377-381.

[22] Wasserman K, Hansen JE, Sue DY,Casaburi R, Whipp BJ. Principles of exercise testing and interpretation[M]. Philadelphia:Lippin-cott, Williams & Wilkins,1999.

[23] Weisman IM, Zeballos RJ. An integrated approach to the interpretation of cardiopulmonary exercise testing[J]. Clin Chest Med,1994,15:421-445.

[24] Cahalin L,Pappagianopoulos P, Prevost S, et al. The relationship of the 6-min walk test to maximal oxygen consumption in transplant candidates with end-stage lung disease[J].

210

Chest, 1995, 108:452-459.

[25] Guyatt GH, Thompson PJ, Berman LB, et al. How should we measure function in patients with chronic heart and lung disease[J]. Chronic Dis, 1985, 38:517-524.

[26] Guyatt GH, Townsend M, Keller J, et al. Measuring functional status in chronic lung disease:conclusions from a random control trial[J]. Respir Med, 1991, 85(Suppl B): 17-21.

[27] Niederman MS, Clemente PH, Fein AM, et al. Benefits of a multidisciplinary pulmonary rehabilitation program:improvements are independent of lung function[J]. Chest, 1991, 99:798-804.

[28] Noseda A, Carpiaux J, Prigogine T, et al. Lung function, maximum and submaximum exercise testing in COPD patients:reproducibility over a long interval[J]. Lung, 1989, 167:247-257.

[29] Knox AJ, Morrison JF, Muers MF. Reproducibility of walking test results in chronic obstructive airways disease[J]. Thorax, 1988, 43:388-392.

[30] Guyatt GH, Pugsley SO, Sullivan MJ, et al. Effect of encouragement on walking test performance[J]. Thorax, 1984, 39:818-822.

[31] Leger LA. A maximal multistage 20-m shuttle run test to predict VO2 max[J]. Eur J Appl Physiol, 1982, 49:1-12.

[32] Singh SJ, Morgan MDL, Scott S, et al. Development of a shuttle walking test of disability in patients with chronic airways obstruction[J]. Thorax, 1992, 47:1019-1024.

[33] Revill SM, Morgan MDL, Singh SJ, et al. The endurance shuttle walk:a new field test for the assessment of endurance capacity in chronic obstructive pulmonary disease[J]. Thorax, 1999, 54:213-222.

[34] Singh SJ, Morgan MDL, Hardman AE, et al. Comparison of oxygen uptake during a conventional treadmill test and the shuttle walking test in chronic airflow limitation[J]. Eur Respir, 1994, 7:2016-2020.

[35] Morales FJ, Martinez A, Mendez M, et al. A shuttle walk test for assessment of functional capacity in chronic heart failure[J]. Am Heart J, 1999, 138:292-298.

第二节　气管镜检查

　　支气管镜从硬质支气管镜、纤维支气管镜发展到当前的电子支气管镜，经历了一百多年的时间。1897 年，Gustav Killian[1]使用长 25cm，直径为 8mm 的食管镜为一名青年男性从气道内取出骨性异物。1903 年，Chevalier Jackson[2]改良支气管镜，安装照明系统及独立目镜，被誉为"美国支气管及食管学之父"。1967 年，日本国立癌中心气管食管镜室主任池田茂人（Shigeto Ikeda）制成了历史上第一台纤维支气管镜，被誉为支气管镜发展历史上的里程碑[3-5]。随着电荷耦合器件技术的进步，具有改进图像质量和更小占地面积的新代支气管镜被不断开发。我国于 20 世纪 70 年代初开始使用纤维支气管镜检查技术，纤维支气管镜具有管径纤细、可弯曲、照明好、可视范围大、容易取材、操作简便、安全、病人痛苦少等优点。现在，可弯曲支气管镜（包括纤维支气管镜、电子支气管镜，以下简称支气管镜）检查术已发展成为呼吸系统疾病重要的诊断和治疗技术，并广泛应用于临床。

一、支气管镜检查术的适应证及禁忌证

（一）适应证

　　支气管镜检查术作为临床常用技术，适应证范围非常广泛，对于呼吸系统疾病具有广泛的诊断价值，以下情况进行支气管镜检查术可显著获益。具体证据级别及推荐等级见表 1[6]。

表1 证据级别及推荐等级

证据级别	证据类型
1++	随机对照试验高质量的荟萃分析、系统评价,或偏倚可能性很小的随机对照试验
1+	随机对照试验质量较高的荟萃分析、系统评价,或偏倚可能性小的随机对照试验
1-	随机对照试验的荟萃分析、系统评价,或偏倚可能性大的随机对照试验
2++	病例对照或队列研究的高质量系统评价,或出现混杂、偏倚和机遇可能性很小而反映因果关联可能性大的、高质量病例对照或队列研究
2+	出现混杂、偏倚和机遇可能性小而反映因果关联可能性较大的、较高质量的病例对照或队列研究
2-	出现混杂、偏倚和机遇可能性大而反映因果关联可能性明显不足的病例对照或队列研究
3	非分析性研究,即病例报告、系列病例分析
4	专家意见
推荐等级	推荐类型
A	直接适用于目标人群的1++或1+级证据
B	直接适用于目标人群的2++级证据,1++或1+级证据的外推证据
C	直接适用于目标人群的2+级证据,2++级证据的外推证据
D	3或4级证据,2+级证据的外推证据

1. 疑诊气管、支气管、肺脏肿瘤或肿瘤性病变需要确定病理分型,或确定浸润范围及分期时,应行支气管镜检查术[7](推荐等级B)。鉴于近年来肺癌靶向治疗、免疫治疗的进展,支气管镜检查术也适用于对肿瘤进行分子病理学诊断和评价,在治疗过程中对病变再活检以对组织病理类型可能的

变化及可能继发的基因突变进行评价,以指导后续治疗[8](推荐等级 C)。

2. 不明原因咯血持续 1 周以上的患者,尤其是年龄在 40 岁以上,即使影像学未见明显异常,仍应行支气管镜检查术以明确出血部位及出血原因[9-10](推荐等级 C)。

3. 对于不能明确诊断、进展迅速、抗菌药物效果欠佳、病变持续存在或吸收缓慢、临床诊断为下呼吸道感染或伴有免疫功能受损的患者,应行支气管镜检查术,并采样进行相关病原学检查及某些病原标志物检测,有助于临床的正确诊断或病原学诊断[11-12](推荐等级 C)。

4. 器官或骨髓移植后新发肺部病变,或者疑诊移植物抗宿主病、移植肺免疫排斥时,建议行支气管镜检查术协助明确病因[13-14](推荐等级 D)。

5. 临床上难以解释、病情进展或治疗效果欠佳的咳嗽患者,怀疑气管支气管肿瘤、异物或其他病变者,建议行支气管镜检查术[15-16](推荐等级 D)。

6. 原因不明的突发喘鸣、喘息,尤其是固定部位闻及鼾音或哮鸣音,需排除大气道狭窄或梗阻时,建议行气管镜检查术[17](推荐等级 D)。

7. 对于原因不明的弥漫性肺实质疾病,如间质性肺炎、结节病、肺泡蛋白沉积症及职业性肺病等,均建议行支气管镜检查术进行诊断和鉴别诊断[18](推荐等级 D)。

8. 对于可疑气道狭窄的患者,支气管镜检查术是重要的诊断和评价狭窄程度、长度、类型及病因的方法,为进一步治疗提供依据[19](推荐等级 D)。

9. 对于任何原因引起的单侧肺、肺叶或肺段不张,均建议行支气管镜检查术以明确诊断[20](推荐等级 D)。

10. 外伤后可疑气道损伤的患者,推荐行支气管镜检查术,以利于明确诊断并评估损伤部位、性质和程度[21](推荐等级 D)。

11. 临床症状及影像学表现怀疑各种气管、支气管瘘,如气管食管瘘、支气管胸膜瘘等,均推荐行支气管镜检查术,以确定其病因、部位、大小及类型[22-24](推荐等级 D)。

12. 临床怀疑气道异物者,建议行支气管镜检查术,以确定诊断,评估取出难度,决定治疗方案[25](推荐等级 D)。

13. 原因不明的纵隔淋巴结肿大、纵隔肿物等,应行支气管镜检查术,获取病理学标本,进行诊断[26](推荐等级 C)。

(二)禁忌证

可弯曲支气管镜检查术应用至今,已积累了丰富的临床经验,目前无绝对禁忌证,其相对禁忌证范围亦日趋缩小。但下列情况进行支气管镜检查术时发生并发症的风险显著高于一般人群,检查前应慎重权衡利弊。

1. 急性心肌梗死后 4 周内不建议行支气管镜检查术。急性心肌梗死后 4~6 周内若需行支气管镜检查术,建议请心内科医生会诊,充分评估其发生心脏病的风险[27](推荐等级 D)。

2. 活动性大咯血时行支气管镜检查术风险较高,若必须行支气管镜检查术时,应做好建立人工气道及急救的准备,以应对出血加重可能导致的窒息[28-29](推荐等级 D)。

3. 血小板计数$<20×10^9$/L 时不推荐行支气管镜检查术。血小板计数$<60×10^9$/L 时不推荐行支气管镜下黏膜活检或经支气管肺活检[30](推荐等级 D)。

4. 妊娠期间不推荐行支气管镜检查术,若病情需要,除非紧急情况,则尽量推迟至分娩或妊娠 28 周以后进行,并提前与妇产科医生充分沟通,评估风险[31](推荐等级 D)。

5. 恶性心律失常、不稳定心绞痛、严重心肺功能不全、高血压危象、严重肺动脉高压、颅内高压、急性脑血管事件、主动脉夹层、主动脉瘤、严重精神疾病以及全身极度衰竭等,并发症风险通常较高,若必须行支气管镜检查术时需权衡利弊,应做好抢救准备(推荐等级 D)。

二、支气管镜检查术的术前准备及特殊患者的注意事项

(一)患者的告知及知情同意

1. 将支气管镜检查术过程中可能出现的问题向患者提供口头或书面指导,可以提高其对操作的耐受性[32-33](推荐等级 C)。

2. 所有患者在接受检查前需书面告知相关风险,并签署知情同意书[34]

(推荐等级 D)。

(二)术前准备

1. 检查前根据病情,必须拍摄正位 X 线胸片,或者正侧位 X 线胸片,或者胸部 CT。推荐行胸部 CT 检查,以便于更精准确定病变部位,有助于决定采样部位及方式[35](推荐等级 D)。

2. 若无胃肠动力异常或梗阻,局部麻醉时应在支气管镜检查术前 4 h 开始禁食,术前 2 h 开始禁水;全身麻醉时应在支气管镜检查术前 8 h 开始禁食,术前 2 h 开始禁水[36](推荐等级 B)。

3. 检查前建议建立静脉通道,以方便术中给予镇静及其他药物,并保留至术后恢复期结束[37](推荐等级 D)。

4. 在检查前不应常规应用抗胆碱能药物(如阿托品等)。该类药物缺乏临床获益证据且存在血流动力学不稳定的潜在风险[38](推荐等级 A)。

5. 对于拟行支气管镜检查术的患者,建议行凝血酶原时间、部分凝血活酶时间、血小板计数检查,以除外严重凝血功能异常[39](推荐等级 D)。

6. 根据《中华人民共和国传染病防治法》《艾滋病防治条例》及《软式内镜清洗消毒技术规范》等法律法规,检查前应筛查血源性传播疾病,防止医源性感染(推荐等级 D)。

7. 对于有心脏病病史及其危险因素的患者,检查前应行心电图检查[40](推荐等级 D)。

8. 对于拟行活检的患者,推荐提前 5~7 d 停用氯吡格雷,提前 3~5 d 停用替格瑞洛,小剂量阿司匹林可继续使用(推荐等级 C)。

9. 对于需提前停用氯吡格雷或替格瑞洛的患者,若植入冠状动脉药物涂层支架未满 12 个月或植入冠状动脉金属裸支架未满 1 个月,则应与心内科医生沟通,共同权衡抗血小板药物使用的利弊。若抗血小板药物治疗方案为氯吡格雷或替格瑞洛联合小剂量阿司匹林,则改为单用小剂量阿司匹林,并于操作第 2 天晨起恢复氯吡格雷或替格瑞洛的使用[41](推荐等级 D)。

10. 对于拟行活检的患者,推荐提前 5 d 停用华法林。若术后无明显活动性出血,可在支气管镜检查术后 12~24 h 恢复使用,即操作当天夜里或第

2 天晨起恢复使用[41]（推荐等级 D）。

11. 对于需提前停用华法林的患者,可评估停药期间血栓形成风险
（表2）。若为低风险,则停药期间无需替换为低分子量肝素;否则,应替换为
低分子量肝素抗凝,并于支气管镜操作前 24 h 停药。恢复华法林使用后仍
应继续同时使用低分子量肝素直至 INR 达到治疗范围[41]（推荐等级 D）。

表 2　血栓形成低风险情况

下肢深静脉血栓或肺栓塞	下肢深静脉血栓或肺栓塞形成已超过 12 个月,且无易栓症或恶性肿瘤等其他血栓形成的高危因素
房颤	CHADS2 评分[a] 为 0~2 分且无脑卒中或短暂性脑缺血发作病史
心脏机械瓣置换术后	主动脉瓣置换术后,且无房颤及其他脑卒中高危因素（包括糖尿病、高血压、年龄>75 岁等）

注:[a]CHADS2 评分为房颤血栓风险评分,其中心功能不全、高血压、年龄>75 岁、糖尿病各
为 1 分,脑卒中为 2 分

12. 对于拟行活检的患者,达比加群酯及利伐沙班需提前 24 h 停药,不
需用低分子量肝素替换[41]（推荐等级 D）。

13. 对疑诊慢性阻塞性肺疾病的患者推荐进行肺功能检查,若通气功能
重度减退（FEV1 占预计值%<40%）,建议进行动脉血气分析[42]（推荐等级
D）。

14. 慢性阻塞性肺疾病及支气管哮喘患者在支气管镜检查术前应预防
性使用支气管扩张剂[43]（推荐等级 B）。

15. 吸氧可能升高 $PaCO_2$,因此对于支气管镜检查术前 $PaCO_2$ 已升高
者,操作中吸氧可能进一步提高 $PaCO_2$,应警惕,但不需要术前常规进行吸
氧试验确定呼吸中枢的敏感性[44-45]（推荐等级 D）。

16. $PaCO_2$ 升高并非静脉应用镇静剂的绝对禁忌证,应充分告知患者及
其家属、支气管镜检查医生和麻醉医生存在的潜在风险,应谨慎用药并进行
密切监测[44-45]（推荐等级 D）。

17. $PaCO_2$ 升高的患者接受支气管肺泡灌洗术可能导致 $PaCO_2$ 进一步升高,但术后多可自行恢复[45-46](推荐等级 D)。

三、支气管镜检查术的术中监护及操作

(一)术中监护及并发症的处理

1. 推荐术中常规监测患者的脉搏氧饱和度[47](推荐等级 C)。

2. 术中宜监测患者的心率、心律、呼吸频率及血压[48](推荐等级 D)。

3. 有条件时推荐持续监测呼气末二氧化碳分压,其对于呼吸抑制的发现早于脉搏氧饱和度的下降(推荐等级 D)。

4. 支气管镜检查室建议配备气管插管及心肺复苏的药品、器械及设备[37](推荐等级 D)。

5. 低氧为支气管镜检查术的常见并发症,但多数呈一过性,通过吸氧易于纠正。推荐术中通过鼻、口或人工气道吸氧。当脉搏氧饱和度明显下降(即 SpO_2 绝对值下降>4%,或 SpO_2<90%)并持续超过 1 min 时,应积极提高吸氧浓度,必要时停止支气管镜操作,以减少低氧相关损伤的发生[49](推荐等级 C)。

6. 支气管镜检查术中,应监测镜下出血情况,可根据表3判断出血程度,并给予相应处理[37](推荐等级 D)。

表3 支气管镜操作中出血程度分级及相应处理方式

出血程度	相应处理
无出血	无需持续吸引,出血可自发停止
轻度出血	需持续吸引,出血可自发停止
中度出血	需以支气管镜阻塞活检的叶段支气管,局部使用肾上腺素或冰盐水止血
重度出血	需放置支气管阻塞球囊或导管、外科介入,使用全身凝血剂
极重度出血	可导致输血、窒息、插管、心肺复苏或者死亡,需进入重症监护室

7. 支气管镜检查术后气胸的总体发生率约为 0.1%。但经支气管肺活检(transbronchial lung biopsy,TBLB)后气胸发生率可达 1%~6%,但支气管肺活检术后无需常规行胸部 X 线检查。若患者出现相关症状,临床怀疑气胸时则应尽快拍摄胸片以确定或排除诊断[50](推荐等级 C)。

8. 支气管镜检查术前预防性使用抗菌药物并无获益,即使对有脾切除、感染性心内膜炎病史患者等特殊情况也不例外[51](推荐等级 C)。

9. 支气管镜检查术所致菌血症的发生率约为 6%。术后部分患者可因肺泡巨噬细胞释放的某些炎性介质出现一过性发热,其发生率约为 5%~10%,通常不需要进行特殊处理,但应与术后感染进行鉴别[52](推荐等级 D)。

(二)诊断性支气管镜检查术操作的实施标准

1. 对于镜下所见新生物活检时,如无特殊情况,5 块活检标本可满足病理免疫组织化学染色及基因检测需要,保证诊断率[53](推荐等级 B)。

2. 对于镜下所见支气管黏膜呈浸润性病变或高度怀疑肿瘤时,推荐联合进行活检、刷检和冲洗,且应在其他操作后进行冲洗,以提高阳性率[53](推荐等级 B)。

3. 高度怀疑肿瘤或癌前病变时,有条件者可考虑在普通光支气管镜检查的基础上结合荧光支气管镜或窄谱成像支气管镜检查,以提高发现病变的敏感度[54](推荐等级 D)。

4. 对于支气管腔外病变,推荐经支气管针吸活检(transbronchial needle aspiration,TBNA)或支气管腔内超声引导下的经支气管针吸活检(endobronchial ultrasound-transbronchial needle aspiration,EBUS-TBNA)以提高阳性率。传统支气管针吸活检操作时可进行快速现场评价(rapid on-site evaluation,ROSE)以减少穿刺针数、评估样本中肿瘤细胞数量及质量。研究结果表明,快速现场评价可降低传统支气管针吸活检的并发症,但并不影响诊断率[46](推荐等级 C)。

5. 周围型肺部病变患者行活检时,建议应用 X 线透视、电磁导航、虚拟导航、径向支气管内超声、超细支气管镜等手段,以提高诊断阳性率[55-56](推荐等级 C)。

6. 弥漫性肺部病变患者行活检时,无需常规应用 X 线透视[57](推荐等级 B)。

7. 对弥漫性肺部病变患者进行支气管肺活检时,推荐尽可能从一侧肺取 4~6 块标本,不推荐同时进行双侧肺活检,以避免双侧同时出现严重并发症,导致治疗困难,或无法判断严重并发症的部位而影响紧急处置[58](推荐等级 C)。

8. 对弥漫性肺部病变或外周型病变患者,经支气管冷冻肺活检可提供更大、质量更高的组织样本,特别是避免了支气管肺活检时对组织的挤压,造成病理判读上的困难。但本操作可能增加气胸及严重出血的风险,推荐在全身麻醉或深度镇静下通过硬质气管支气管镜或气管插管进行[59](推荐等级 D)。

9. 对疑诊结节病的患者,推荐进行黏膜活检、支气管肺活检联合支气管肺泡灌洗液的 CD4+/CD8+比例检测。若纵隔淋巴结肿大,还可考虑联合支气管针吸活检或支气管腔内超声引导下的经支气管针吸活检以增加诊断阳性率[60](推荐等级 C)。

10. 对免疫功能受损的患者,若存在肺部浸润影,推荐常规行支气管镜检查术,进行刷检、支气管肺泡灌洗术及支气管肺活检,获取标本进行病原学检测,特别是分枝杆菌、真菌(包括肺孢子菌)和病毒(尤其是巨细胞病毒)检测[61](推荐等级 C)。

11. 我国为结核病高流行地区,支气管镜检查术获取的标本推荐常规进行抗酸杆菌检测。高度怀疑结核分枝杆菌感染的患者推荐常规进行结核分枝杆菌培养,并于支气管镜检查术后常规进行痰标本的相关检查[62](推荐等级 C)。

12. 对疑诊侵袭性肺曲霉病的患者,应进行支气管肺泡灌洗液镜检及真菌培养。进行支气管肺泡灌洗液半乳甘露聚糖(galactomannan,GM)测定,该项检查对肺曲霉病的诊断具有较高的敏感度和特异度。由于活检出血风险较高,应根据临床情况权衡利弊,确定是否行支气管肺活检和/或黏膜活检[63]（推荐等级 C）。

13. 对于疑诊社区获得性肺炎的患者,疗效不佳或病情迅速进展时,建议在条件许可的情况下进行支气管肺泡灌洗液嗜肺军团杆菌聚合酶链式反应（polymerase chain reaction,PCR）和其他常见病原体的相关检测[64]（推荐等级 D）。

参考文献

[1] Zöllner F. Gustav Killian, father of bronchoscopy[J]. Arch Otolaryngol,1965,82(06): 656-659.

[2] Jackson C. The Life of Chevalier Jackson:An Autobiography[M]. New York, NY:Macmillan,1938.

[3] Becker HD. Bronchoscopy:the past, thepresent,and the future[J]. Clin Chest Med, 2010,31(1):1-18.

[4] Ikeda S, Tsuboi E, Ono R, et al. Flexible bronchofiberscope[J]. Jpn J Clin Oncol, 1971,1(1):55-65.

[5] Ikeda S, Yanai N, Ishikawa S. Flexiblebronchofiberscope[J]. Keio J Med,1968,17(1): 1-16.

[6] Harbour R, Miller J. A new system for grading recommendations in evidence based guidelines[J]. BMJ,2001,323(7308):334-336.

[7] Mazzone P, Jain P, Arroliga AC, et al. Bronchoscopy and needle biopsy techniques for diagnosis and staging of lung cancer[J]. Clin Chest Med,2002,23(1):137-158.

[8] Yamamoto G, Kikuchi M, Kobayashi S, et al. Routine genetic testing of lung cancer specimens derived from surgery,bronchoscopy and fluid aspiration by next generation sequencing[J]. Int J Oncol,2017,50(5):1579-1589.

[9] Hirshberg B, Biran I, Glazer M, et al. Hemoptysis:etiology, evaluation, and outcome in a tertiary referral hospital [J]. Chest,1997,112:440-444.

[10] McGuinness G, Beacher JR, Harkin TJ, et al. Hemoptysis:prospective high-resolution CT /bronchoscopic correlation [J]. Chest,1994,105(4):1155-1162.

[11] Jain S, Self WH,Wunderink RG, et al. Community acquired pneumonia requiring hospitalization among US adults [J]. New England Journal of Medicine, 2015, 373 (5):

415-427.

[12] Kalil AC, Metersky ML, Klompas M, et al. Management of adults with hospital acquired and ventilator associated pneumonia: 2016 clinical practice guidelines by the Infectious Diseases Society of America and the American Thoracic Society[J]. Clinical Infectious Diseases, 2016, 63(5): 61-111.

[13] McWilams TJ, Williams TJ, Whitford HM, et al. Surveillance bronchoscopy in lung transplant recipients: risk versus benefit [J]. Heart Lung Transplant, 2008, 27(11): 1203-1209.

[14] Smith L, Singer JP, Hayes M, et al. An analysis of potential risk factors for early complications from fiberoptic bronchoscopy in lung transplant recipients [J]. Transpl Int, 2012, 25(2): 172-178.

[15] Palombini BC, Villanova CA, Araújo E, et al. A pathogenic triad in chronic cough: asthma, postnasal drip syndrome, and gastroesophageal reflux disease[J]. Chest, 1999, 116(2): 279-284.

[16] Irwin RS, Curley FJ, French CL. Chronic cough. The spectrum and frequency of causes, key components of the diagnostic evaluation, and outcome of specific therapy[J]. The American review of respiratory disease, 1990, 141(3): 640-647.

[17] Mise K, Savicevic AJ, Pavlov N, et al. Removal of tracheobronchial foreign bodies in adults using flexible bronchoscopy: experience 1995-2006[J]. Surgical endoscopy, 2009, 23(6): 1360-1364.

[18] Hagmeyer L, Theegarten D, Wohlschläger J, et al. The role of transbronchial cryobiopsy and surgical lung biopsy in the diagnostic algorithm of interstitial lung disease[J]. The clinical respiratory journal, 2016, 10(5): 589-595.

[19] Perotin JM, Jeanfaivre T, Thibout Y, et al. Endoscopic management of idiopathic tracheal stenosis[J]. Ann Thorac Surg, 2011, 92(1): 297-300.

[20] Debeljak A, Kecelj P. Bronchoscopic removal of foreign bodies in adults: experience with 62 patients from 1974-1998 [J]. European Respiratory Journal, 1999, 14(4): 792-795.

[21] Prokakis C, Dougenis D, Koletsis EN, et al. Airway trauma: a review on epidemiology, mechanisms of injury, diagnosis and treatment[J]. Journal of cardiothoracic surgery, 2014, 9(1): 117.

［22］Olson EJ, Utz JP, Prakash UBS. Therapeutic bronchoscopy inbroncholithiasis［J］. A-
merican journal of respiratory and critical care medicine,1999,160(3):766-770.

［23］York EL,Lewall DB, Hirji M, et al. Endoscopic diagnosis and treatment of postoperative
bronchopleural fistula［J］. Chest,1990,97(6):1390-1392.

［24］Hollaus PH, Lax F, Janakiev D, et al. Endoscopic treatment of postoperative bron-
chopleural fistula:experience with 45 cases ［J］. The Annals of thoracic surgery,1998,
66(3):923-927.

［25］Fang YF, Hsieh MH, Chung FT, et al. Flexible bronchoscopy with multiple modalities
for foreign body removal in adults［J］. PloS one,2015,10(3):118-993.

［26］Sharafkhneh A, Baaklini W, Gorin AB, et al. Yield of transbronchial needle aspiration
in diagnosis of mediastinal lesions［J］. Chest,2003,124(6):2131-2135.

［27］Fleisher LA, Beckman JA, Brown KA, et al. ACC/AHA 2007 guidelines on periopera-
tive cardiovascular evaluation and care for noncardiac surgery［J］. Circulation,2007,116
(2):418-500.

［28］Dupree HJ,Lewejohann JC, Gleiss J, et al. Fiberoptic bronchoscopy of intubated pa-
tients with life threatening hemoptysis［J］. World J Surg,2001,25(1):104-107.

［29］Khalil A, Soussan M,Mangiapan G, et al. Utility of high resolution Chest CT scan in the
emergency management of haemoptysis in the intensive care unit:seveity, localization and
aetiology［J］. Br J Radiol,2007,80(949):21-25.

［30］VeitchAM,Vanbiervliet G, Gershlick A, et al. Endoscopy in patients on antiplatelet or
anticoagulant therapy, including direct oral anticoagulants:British Society of Gastroenter-
ology (BSG) and European Society of Gastrointestinal Endoscopy (ESGE) guidelines
［J］. Endoscopy,2016,65(3):374-389.

［31］Bahhady IJ, Ernst A. Risks of and recommendations for flexible bronchoscopy in preg-
nancy:a review［J］. Chest,2004,126(6):1974-1981.

［32］Hadzri H, Azarisman S, Fauzi A, et al. Can a bronchoscopist reliably assess a patient's
experience of bronchoscopy ［J］. RSM Short Rep,2010,1(4):35.

［33］Mitsumune T, Senoh E, Adachi M. Prediction of patient discomfort during fiberoptic
bronchoscopy［J］. Respirology,2005,10(1):92-96.

［34］Meyer KC, Raghu G, Baughman RP, et al. An official American Thoracic Society clinical practice guideline:the clinical utility of bronchoalveolar lavage cellular analysis in interstitial lung disease[J]. Am J Respir Crit Care Med,2012,185(9):1004-1014.

[35] Molina JA, Lobo CA, Goh HK, et al. Review of studies and guidelines on fasting and procedural sedation at the emergency department[J]. Int J Evid BasedHealthc,2010,8: 75-78.

[36] DuRand IA, Blaikley J, Booton R, et al. British Thoracic Society guideline for diagnostic flexible bronchoscopy in adults[J]. Thorax,2013,68:1-144.

[37] Malik JA, Gupta D, Agarwal AN, et al. Anticholinergic premedication for flexible bronchoscopy:a randomized, double-blind, placebo-controlled study of atropine and glycopyrrolate[J]. Chest,2009,136:347-354.

[38] Bjortuff O, Brosstad F, Boe J. Bronchoscopy with transbronchial biopsies:measurement of bleeding volume and evaluation of the predictive value of coagulation tests[J]. Eur Respir J,1998,12:1025-1027.

[39] Kumar S, Nath A, Singh S, et al. An unusual complication during bronchoscopy:hypotension, global ST segment elevation, and acute severe left ventricular systolic dysfunction [J]. Respir Care,2013,58(9):111-115.

[40] Gordon HG, Elie AA, Mark C, et al. Managing anticoagulation and antithrombotic in the perioperative period:American College of Chest Physicians (ACCP) guidelines (9th Edition) [J]. Chest,2012,141(2):7-47.

[41] Chechani V. Flexible bronchoscopy in patients with hypercapnia[J]. Bronchol,2000,7: 226-232.

[42] Moore WC, Evans MD, Bleecker ER, et al. Safety of investigative bronchoscopy in the Severe Asthma Research Program[J]. Allergy Clin Immunol,2011,128:328-336.

[43] Yildiz P,Ozgul A, Yimaz V. Changes in oxygen saturation in patients undergoing fiberoptic bronchoscopy[J]. Chest,2002,121:1007-1008.

[44] Chechani V. Flexible bronchoscopy in patients with hypercapnia[J]. Bronchol,2000,7: 226-232.

[45] Cheng Q, Zhang J, Wang H, et al. Effect of Acute Hypercapnia on Outcomes and Predictive Risk Factors for Complications among Patients ReceivingBronchoscopic Interventions under General Anesthesia[J]. PLoS One,2015,10(7):130-771.

[46] Stolz D, Pollak V,Chhajed PN, et al. A randomized, placebo-controlled trial of bronchodilators for bronchoscopy in patients with COPD[J]. Chest,2007,131:765-772.

[47] Ouellette DR, Diaz J. Elevation of the double product during flexible bronchoscopy: effects of uncontrolled hypertension and the use of beta-blockade[J]. JBronchol,2008, 15:73-77.

[48] VanZwam JP, Kapteijns EFG, Lhey S, et al. Flexible bronchoscopy in supine or sitting position:a randomized prospective analysis of safety and patient comfort[J]. J Bronchol, 2010,17:29-32.

[49] Izbicki G, Shitrit D,Yarmolovsky A, et al. Indications, diagnostic yields and complications of transbronchial biopsy over 5 years in the State of Qatar[J]. Saudi Med J,2005, 26:641-645.

[50] Park JS, Lee CH, Yim JJ, et al. Impact of antibiotic prophylaxis onpostbronchoscopy fever:a randomized controlled study[J]. Int J Tuberc Lung Dis,2011,15:528-535.

[51] Sharif Kashani B, Shahabi P,Behzadnia N, et al. Incidence of fever and bacteriemia following flexible fiberoptic bronchoscopy:a prospective study[J]. Acta Med Iran,2010, 48:385-388.

[52] 中华医学会呼吸病学分会,中国肺癌防治联盟. 肺癌小样本取材相关问题的中国专家共识[J]. 中华内科杂志,2016,55,(5):406-413.

[53] Chen W, Gao X, Tian Q, et al. A comparison of autofluores cence bronchoscopy and white light bronchoscopy in detection of lung cancer and preneoplastic lesions:a Meta-analysis[J]. Lung Cancer,2011,73(2):183-188.

[54] 唐纯丽,罗为展,钟长镐,等. 径向超声联合虚拟导航引导肺活检对肺外周结节的诊断价值[J]. 中华结核和呼吸杂志, 2016,(1):38-40.

[55] Zaric B, Perin B,Stojsic V, et al. Detection of premalignant bronchial lesions can be significantly improved by combination of advanced bronchoscopic imaging techniques [J]. Ann Thorac Med,2013,8(2):93-98.

[56] Rhee CK, Kang HH, Kang JY, et al. Diagnostic yield of flexible bronchoscopy without fluoroscopic guidance in evaluating peripheral lung lesions[J]. J Bronchol,2010,17: 317-322.

[57] Bradley B, Branley HM, Egan JJ, et al. Interstitial lung disease guideline:the British

Thoracic Society in collaboration with the Thoracic Society of Australia and New Zealand and the Irish Thoracic Society[J]. Thorax,2008,63(Suppl 5):1-58.

[58] Hetzel J, Maldonado F,Ravaglia C, et al. Transbrochial crybiopsies for the diagnosis of diffuse parenchymal lung diseases:expert statement from the cryobiopsy working group on safety and utility and a call for standardization of the procedure[J]. Respiration,2018, 95(3):188-200.

[59] 张红,王广发,章巍,等. 超声引导下经支气管镜针吸活检对结节病的诊断价值 [J]. 中华结核和呼吸杂志,2014,37(10):774-777.

[60] Beam E, Germer JJ, Lahr B, et al. Cytomegalovirus (CMV) DNA quantification in bronchoalveolar lavage fluid of immunocompromised patient with CMV pneumonia[J]. Clinical Transplantation,2018,32(1):13-149.

[61] Altaf Bachh A, Gupta R, Haq I, et al. Diagnosing sputum / smear-negative pulmonary tuberculosis:doesfibre-optic bronchoscopy play a significant role [J]. Lung India,2010, 27:58-62.

[62] Guo YL, Chen YQ, Wang K, et al. Accuracy of BAL galactomannan in diagnosing invasive aspergillosis:a bivariatemetaanalysis and systematic review[J]. Chest,2010,138: 817-824.

[63] Mandell LA,Wunderink RG, Anzueto A, et al. Infectious Diseases Society of America / American Thoracic Society consensus guidelines on the management of community-acquired pneumonia in adults[J]. Clin Infect Dis,2007,44(Suppl 2):27-72.

[64] VeitchAM,Vanbiervliet G, Gershlick A, et al. Endoscopy in patients on antiplatelet or anticoagulant therapy, including direct oral anticoagulants:British Society of Gastroenterology (BSG) and European Society of Gastrointestinal Endoscopy (ESGE) guidelines [J]. Endoscopy,2016,65(3):374-389.